Crockpot-kookboek voor senioren

Gemakkelijke Slowcooker-recepten voor gezond ouder worden

Dr. Josephine S. Sanger

Inhoudsopgave

INelkom bij het "Crockpot Kookboek voor Senioren." Door de kunst van crockpotkoken is dit boek gewijd aan het verheffen en verrijken van de levens van senioren. Het behoud van de gezondheid wordt een steeds

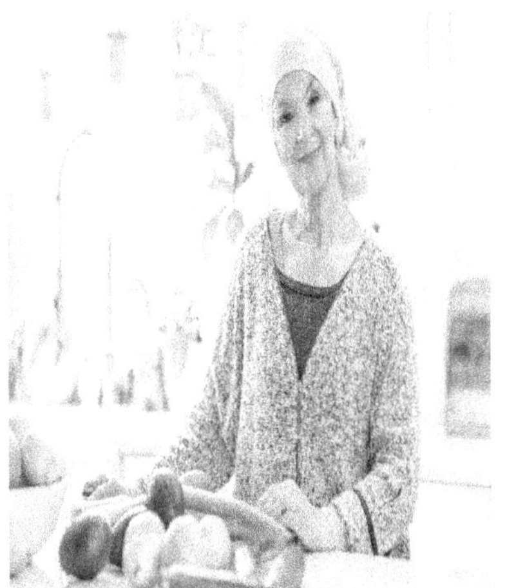

belangrijker onderdeel van ons leven naarmate we ouder worden.

Voeding is cruciaal voor onze algehele gezondheid, en dit kookboek wil u bewust maken van gezonde eetgewoonten zonder dat dit ten koste gaat van smaak of gemak.

Velen associëren de keuken met heerlijke geuren, gezamenlijke maaltijden en de sensatie om iets bijzonders te maken. Koken daarentegen kan een lastige onderneming worden naarmate we ouder worden. Dit kookboek is gemaakt met jou in gedachten, om koken leuk, beheersbaar en gezondheidsbewust te maken door gebruik te maken van de geliefde crockpot.

U vindt er verschillende gezonde, gemakkelijk te volgen recepten die zijn afgestemd op de behoeften van senioren. Een geliefde keukenpartner, de crockpot, wordt onze bondgenoot bij het creëren van smaakvolle en gezonde maaltijden zonder de last van langdurige voorbereiding of constante monitoring.

Dit boek is echter veel meer dan alleen een verzameling recepten. Het is een informatiebron om meer te leren over het belang van adequate voeding voor senioren, maar ook over de voordelen van langzaam koken en praktische aanbevelingen voor het veilig en efficiënt bereiden van maaltijden.

Dit kookboek streeft ernaar uw vertrouwde metgezel te zijn en uw culinaire avontuur te verbeteren, of u nu een kookexpert bent of net begint de geneugten van de keuken te ontdekken.

Geniet samen met mij van het gemak, de levensonderhoud en de vreugde die het koken in crockpots biedt. Laten we de smaken van gezondheid, geluk en kracht ervaren in elke maaltijd die we samen bereiden.

GEGRILDE KIPPENDIJ MET SALADE

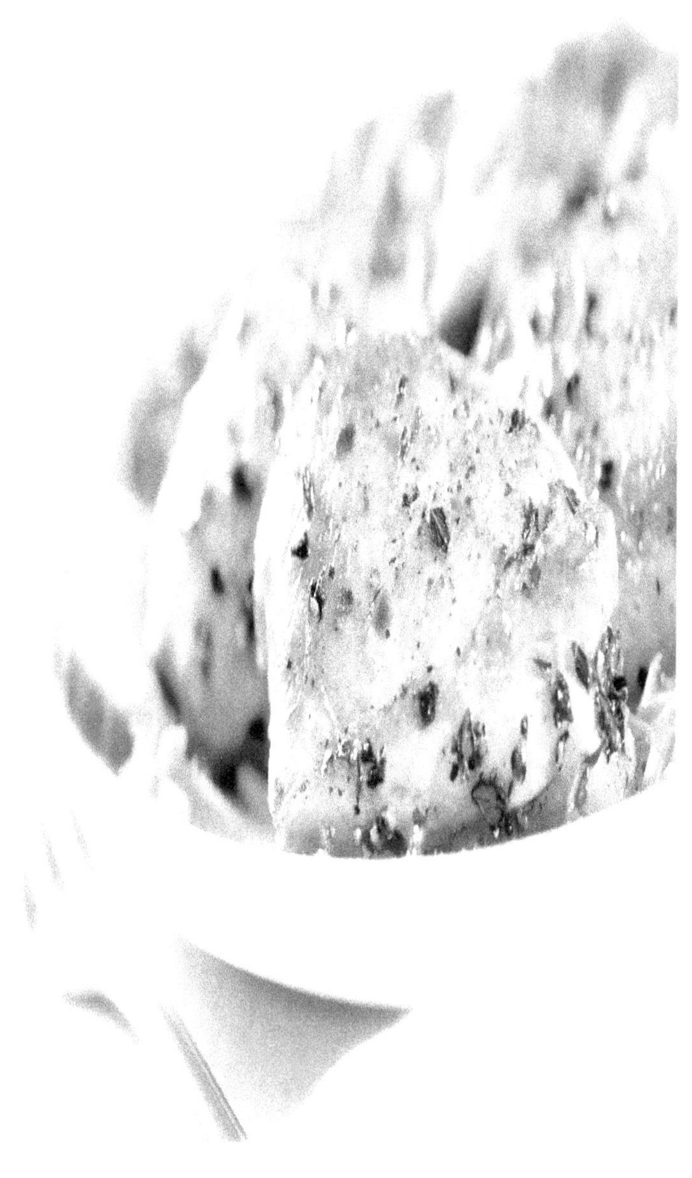

De voedingsbehoeften van een persoon

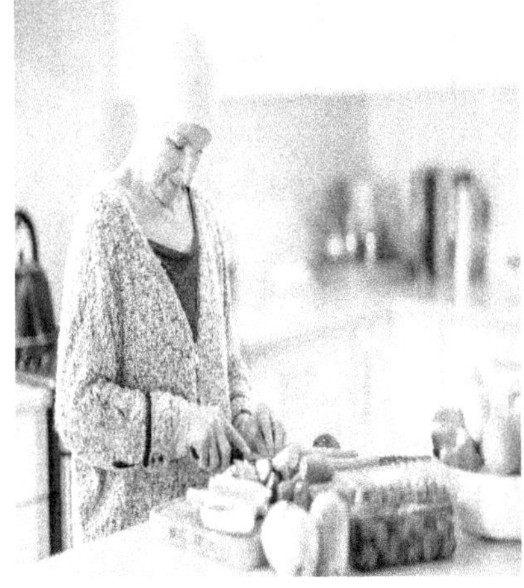 kunnen

veranderen

alsresultaat van

fysiologische

veranderingen

die in het

lichaam

optreden

naarmate we ouder worden. Een lagere stofwisseling en minder fysieke activiteit zorgen ervoor dat senioren vaak minder calorieën nodig hebben. Maar sommige voedingsstoffen zijn cruciaal om gezond te blijven. Als voorbeeld:

- Calcium en vitamine D zijn belangrijk voor sterke botten en het voorkomen van osteoporose en botbreuken.

- Bloedarmoede en neurologische problemen kunnen het gevolg zijn van een tekort aan vitamine B12, wat nodig is voor de zenuwfunctie en de aanmaak van rode bloedcellen.

- Obstipatie komt vaak voor bij ouderen, daarom is het belangrijk om de spijsvertering gezond te houden door voldoende vezels binnen te krijgen.

- Eiwitten: essentieel voor het immuunsysteem, helpen het lichaam te herstellen van blessures en ziekten en behouden de spiermassa en kracht.

Het consumeren van een breed scala aan voedingsmiddelen uit elke voedselcategorie in gematigde hoeveelheden staat bekend als een uitgebalanceerd dieet en is de sleutel tot gezond blijven. Voor senioren helpt een uitgebalanceerd dieet op verschillende manieren:

* Gezondheid behouden: Een uitgebalanceerd dieet helpt bij de behandeling van chronische ziekten zoals diabetes, hoge bloeddruk en hartziekten.
* Gewichtsbeheersing: Helpt bij het voorkomen van zwaarlijvigheid of ongewenst gewichtsverlies.
* Energie stimuleren: Zorgt voor een langdurig energieniveau en helpt bij het overwinnen van vermoeidheid.

❖ Verbetering van de geestelijke gezondheid: Voedingsrijke diëten dragen bij aan cognitieve prestaties en stemmingsstabiliteit.

❖ Vermindering van het risico op ziekten: Helpt bij het verlagen van het risico op bepaalde ziekten en verbetert de algehele levensduur.

Koken in een crockpot, oftewel slowcooking, biedt verschillende voordelen die specifiek op senioren zijn gericht:

➢ Gemak: Vereist minimale inspanning en maakt eenvoudige bereiding van maaltijden mogelijk.

➢ Retentie van voedingsstoffen: Langzaam koken behoudt

voedingsstoffen en smaak en levert een voedzaam product op.

➢ Tijdbesparend: Senioren kunnen batchgewijs koken en maaltijden voor meerdere dagen klaar hebben staan, waardoor de behoefte aan dagelijks koken afneemt.

➢ Veelzijdigheid: Crockpots maken de ontwikkeling van een breed scala aan recepten mogelijk, van soepen en stoofschotels tot hoofdgerechten en desserts.

➢ Veiligheid: Met laag vuur en ingeperkt koken is het een veiligere oplossing voor mensen die moeite hebben met het gebruik van standaard kookmethoden.

Het begrijpen van deze voedingsbehoeften, de noodzaak van evenwichtig eten en de voordelen van crockpotkoken kan senioren in staat stellen weloverwogen beslissingen te nemen over hun dieet en maaltijdbereiding, wat aanzienlijk bijdraagt aan hun algehele gezondheid en welzijn.

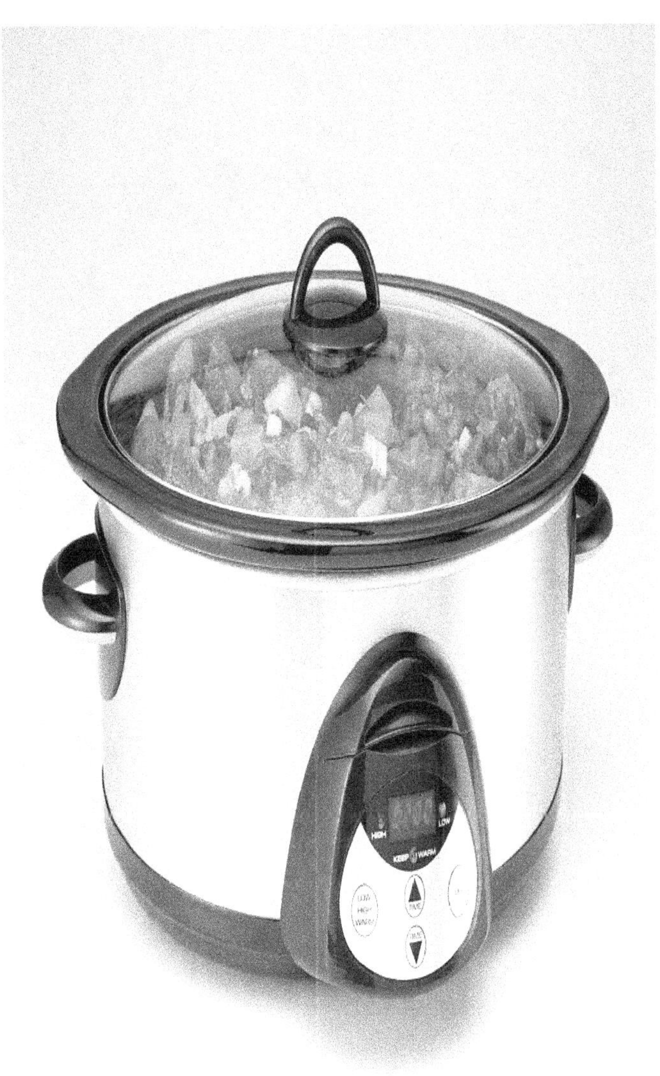

HIGH
LOW
KEEP WARM
LOW
HIGH
WARM
TIME
TIME

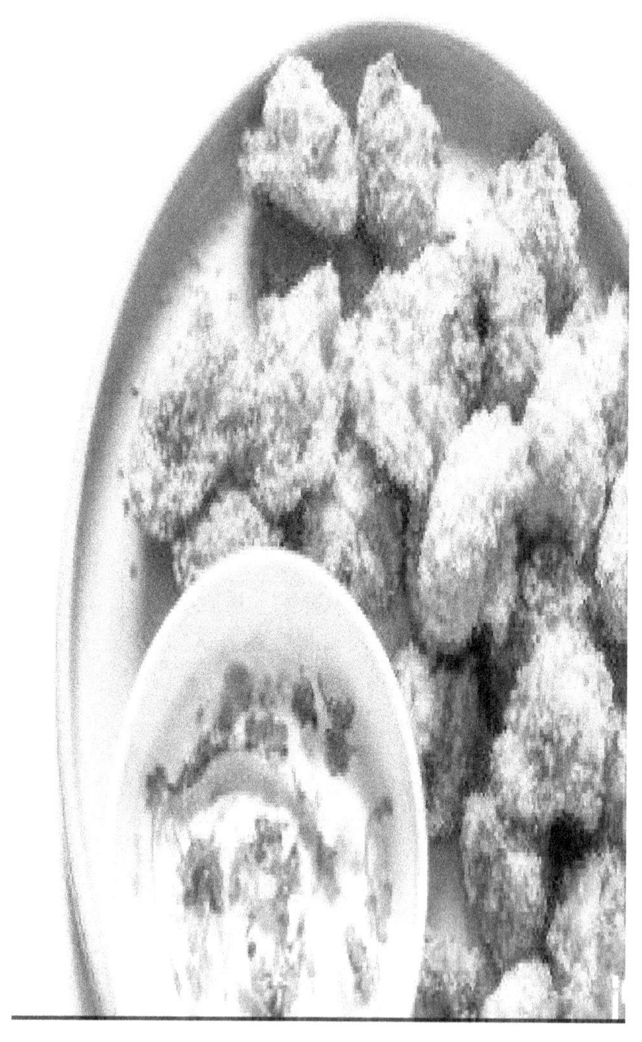

Hoofdstuk 2: Basisprincipes van Crockpot-tools voor senioren

1. Gebruiksvoorwerpen met lange steel: Deze helpen om voedsel veilig op afstand te roeren, serveren en hanteren om brandwonden of morsen te minimaliseren.
2. Snijgereedschappen met gemakkelijke grip: Messen en schillers met ergonomische handgrepen of aangepaste ontwerpen komen ten goede aan senioren met artritis of verminderde behendigheid bij het hanteren en voorbereiden van materialen.
3. Maatbekers en lepels: Deze helpen bij het nauwkeurig afmeten van ingrediënten voor recepten.

4. Crockpot-voeringen:
Wegwerpvoeringen kunnen het
opruimen vergemakkelijken en
voorkomen dat voedsel aan de pot
blijft kleven.

5. Timer- of programmeerbare functies:
Crockpots met timers of
programmeerbare instellingen maken
het mogelijk de kookduur en
temperaturen in te stellen, waardoor
het voor ouderen gemakkelijker wordt
om het koken te beheren zonder
voortdurend toezicht.

Tips voor veilig en gemakkelijk koken:

➜ Bereid ingrediënten van tevoren voor:
Door items van tevoren klaar te

maken, kunt u werk en tijd besparen tijdens kooksessies.

→ Volg de receptrichtlijnen: Houd u aan de voorgestelde hoeveelheden ingrediënten en kooktijden voor maximale resultaten.

→ Wees voorzichtig met hete oppervlakken: Crockpots kunnen behoorlijk heet worden, dus ga er voorzichtig mee om en gebruik ovenwanten of pannenlappen om brandwonden te voorkomen.

→ Zorg ervoor dat de pan niet overloopt: laat voldoende ruimte over zodat de gerechten gelijkmatig kunnen koken; Als de kookplaten te vol zijn, kunnen de kooktijden en -resultaten veranderen.

➜ Zorg voor een goede reiniging en onderhoud: Maak de crockpot regelmatig schoon volgens de aanwijzingen van de fabrikant om de efficiëntie en levensduur ervan te garanderen.

Hoe u de juiste crockpot kiest:

1. Grootte en capaciteit: Houd rekening met het aantal benodigde porties en de beschikbare opslagruimte. Kleinere crockpots zijn geschikt voor alleenstaanden of koppels, terwijl grotere geschikt zijn voor gezinnen of batchkoken.

2. Kenmerken: Zoek naar crockpots met programmeerbare instellingen, timers

en verschillende warmte-instellingen voor aanpassingsvermogen.

3. Vorm en ontwerp: Ovale crockpots zijn goed voor het bereiden van braadstukken of hele kippen, terwijl ronde crockpots goed werken voor soepen en stoofschotels.

4. Gemakkelijk schoon te maken: controleer of er verwijderbare inzetstukken zijn die vaatwasmachinebestendig zijn, zodat u ze snel kunt opruimen.

5. Veiligheidsvoorzieningen: Zoek naar versies met veilige deksels en stevige handgrepen voor veilig hanteren en transport.

➤ Groenten: Senioren hebben baat bij voedingsrijke groenten zoals wortelen, spinazie, broccoli en paprika.

Het bereiden van deze groenten omvat het wassen, schillen en hakken in aanvaardbare maten om te koken.

➤ Magere eiwitten: Kip, kalkoen, mager rundvlees en vis leveren essentiële eiwitten voor de gezondheid van de spieren.

Snijd extra vet af en hak het in stukjes of plakjes voor crockpotmaaltijden.

➤ Volle granen: Bruine rijst, quinoa of volkoren pasta zijn goede leveranciers van vezels en energie. Spoel de

granen af voordat je ze aan
crockpotmaaltijden toevoegt.

➢ Bonen en peulvruchten: Bruine
bonen, linzen of kikkererwten leveren
eiwitten en vezels. laat de droge
bonen een nacht weken als je ze
gebruikt voordat je ze gaat koken.

➢ Kruiden en specerijen: Bewaar
verschillende kruiden zoals basilicum,
tijm en rozemarijn, samen met
kruiden zoals knoflookpoeder, paprika
en komijn om de smaak te verhogen
zonder extra zout.

➢ Bouillon en bouillon: Natriumarme
kippen- of groentebouillon geeft
diepte aan crockpotgerechten zonder
de natriuminname te verhogen.

➢ Gezonde vetten: Olijfolie of
avocado-olie kunnen spaarzaam

worden gebruikt om te sauteren of om crockpotvoedsel rijker te maken.

➤ Zuivel of zuivelvervangers: Magere melk, Griekse yoghurt of zuivelvervangers zoals amandelmelk kunnen in recepten worden gebruikt voor extra romigheid of voeding.

➤ Vers fruit: Appels, bessen, citrusvruchten en bananen geven vitamines en natuurlijke zoetheid aan bepaalde crockpotgerechten.

➤ Noten en zaden: Amandelen, walnoten, chiazaad of lijnzaad zijn fantastische bronnen van gezonde vetten en kunnen aan gerechten worden toegevoegd voor extra textuur en voeding.

1. Leg de items op de juiste manier in laagjes: Plaats dikkere items zoals wortelgroenten onderaan en vlees erbovenop om een gelijkmatige bereiding te garanderen.

2. Beperk vloeistof: Crockpots laten geen verdamping toe, dus verminder de hoeveelheid vloeistof in vergelijking met conventioneel koken om te voorkomen dat voedsel te waterig wordt.

3. Gebruik de juiste maat pot: Vul de crockpot voldoende; te weinig of te veel voedsel kan de kooktijden en -resultaten beïnvloeden.

4. Vermijd te gaar koken: Bepaalde items, zoals zuivelproducten of delicate groenten, kunnen niet goed

standhouden tijdens een langere kookduur. Voeg ze toe na het kookproces.

5. Smaken opfrissen: Voeg kort voor het serveren verse kruiden, citroenschil of een scheutje azijn of citroensap toe om de smaken op te fleuren.

6. Recepten converteren: Pas standaardrecepten aan voor gebruik in een crockpot door de vloeistof te verlagen en de kooktijden te verlengen. Online bronnen of kookboeken die gespecialiseerd zijn in slowcooking kunnen conversieadvies bieden.

Ontbijt Recepten:

Overnight Steel-Cut-haver

Ingrediënten:

1 kopje staalgesneden haver

4 kopjes water of melk (of een combo)

1 theelepel kaneel

1/4 kop gehakte noten (amandelen, walnoten)

1/4 kop gedroogd fruit (rozijnen, veenbessen)

2 eetlepels ahornsiroop of honing (optioneel)

Voorbereiding:

1. Combineer haver, water/melk, kaneel, amandelen, gedroogd fruit en zoetstof (indien gebruikt) in een kom.

2. Zet een nacht in de koelkast.

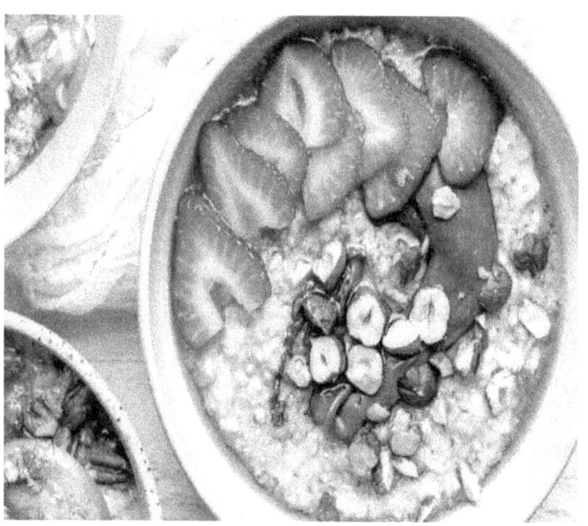

3. Roer voor het serveren door met je favoriete bessen en voeg indien nodig extra melk toe.

Voedingswaarde (per portie):
- Calorieën: 250-300
- Eiwit: 7-8 g

- Vezels: 5-6 g

Appel Kaneel Quinoa

Ingrediënten:

1 kopje quinoa, gewassen

2 kopjes water of amandelmelk

2 appels, geschild en gesneden

1 theelepel kaneel

1/4 kop gehakte amandelen

2 eetlepels honing of ahornsiroop

Voorbereiding:

1. Combineer quinoa, water/melk, appels, kaneel en zoetstof in de Crockpot.

2. Kook op laag vuur gedurende 2-3 uur of tot de quinoa gaar is en de appels zacht zijn.

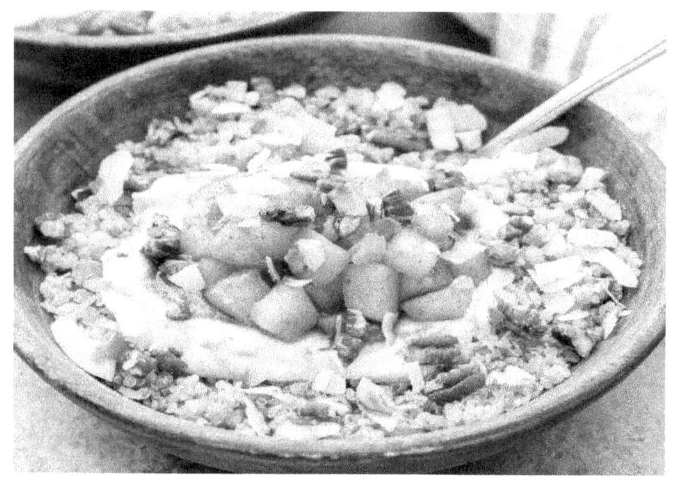

3. Roer voor het serveren de gehakte amandelen erdoor.

Voedingswaarde (per portie):

- Calorieën: 300-350
- Eiwit: 8-10 g
- Vezels: 6-7 g

Ingrediënten:

6 sneetjes volkorenbrood, in blokjes

1 kopje gemengde bessen (aardbeien, bosbessen)

4 grote eieren

1 1/2 kopjes amandelmelk

1 theelepel vanille-extract

2 eetlepels ahornsiroop

1 theelepel kaneel

Voorbereiding:

1. Smeer het Crockpot-inzetstuk.
2. Doe de broodblokjes en gemengde bessen in de Crockpot.
3. Klop in een kom de eieren, amandelmelk, vanille-extract, ahornsiroop en kaneel door elkaar.

4. Giet het eimengsel over het brood en de bessen.

5. Kook op laag vuur gedurende 4-5 uur of tot het gaar is.

Voedingswaarde (per portie):

- Calorieën: 220-250
- Eiwit: 10-12 g
- Vezels: 3-4 g

Vegetarische en Kaasfrittata

Ingrediënten:

6 eieren

1/2 kop gehakte paprika

1/2 kop gehakte tomaten

1/2 kop gehakte spinazie

1/2 kop geraspte cheddarkaas

Zout en peper naar smaak

Voorbereiding:

1. Smeer het Crockpot-inzetstuk.

2. Klop de eieren in een kom en voeg de in blokjes gesneden groenten, kaas, zout en peper toe.

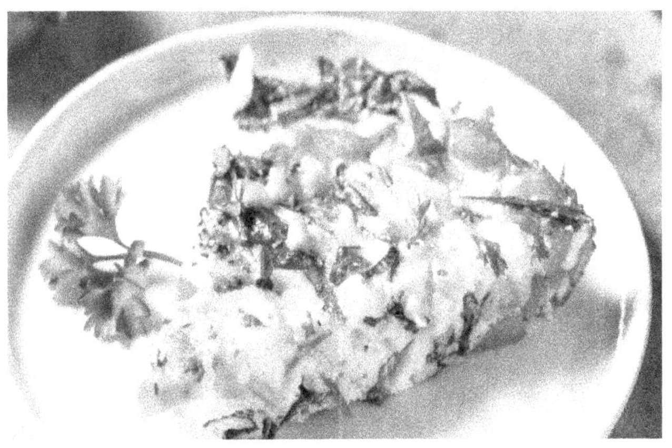

3. Giet het mengsel in de Crockpot.

4. Kook op laag vuur gedurende 2-3 uur of tot het midden stevig is.

Voedingswaarde (per portie):

- Calorieën: 180-220

- Eiwit: 12-14 g
- Vezels: 2-3 g

Bananen-Noten Ontbijt Quinoa

Ingrediënten:

1 kopje quinoa, gewassen

2 kopjes amandelmelk

2 rijpe bananen, gepureerd

1/4 kopje gehakte walnoten

2 eetlepels honing of ahornsiroop

1 theelepel vanille-extract

Voorbereiding:

1. Combineer quinoa, amandelmelk, geprakte bananen, walnoten, suiker en vanille-extract in de Crockpot.

2. Kook op laag vuur gedurende 2-3 uur of tot de quinoa gaar is en het mengsel romig is.

3. Roer voor het serveren.

Voedingswaarde (per portie):

- Calorieën: 280-320

- Eiwit: 8-10 g

- Vezels: 5-6 g

Cranberry-sinaasappel ontbijtquinoa

Ingrediënten:

1 kopje quinoa, gewassen

2 kopjes water of sinaasappelsap

Schil van 1 sinaasappel

1/2 kopje gedroogde veenbessen

1/4 kop gehakte amandelen

2 eetlepels honing of ahornsiroop

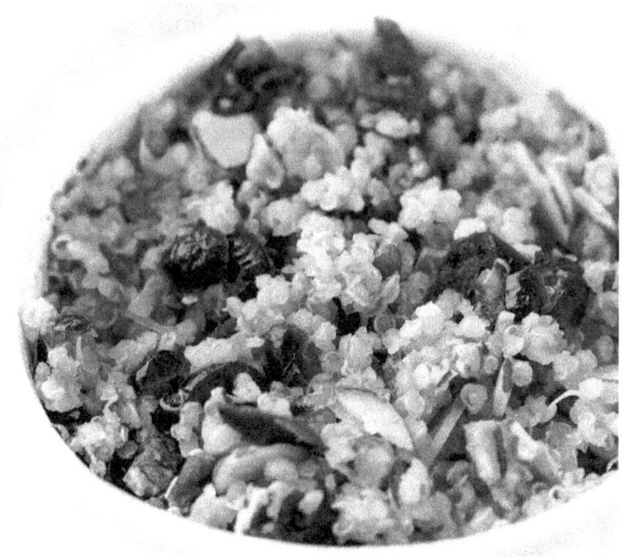

Voorbereiding:

1. Combineer quinoa, water/sap, sinaasappelschil, veenbessen, amandelen en honing of ahornsiroop in de Crockpot.

2. Kook op laag vuur gedurende 2-3 uur of tot de quinoa gaar is en de vloeistof is opgenomen.

3. Roer het voor het serveren los met een vork.

Voedingswaarde (per portie):

- Calorieën: 300-350
- Eiwit: 6-8 g
- Vezels: 5-6 g

Pumpkin Spice Ontbijtpap

Ingrediënten:

1 kopje staalgesneden haver

3 kopjes water of amandelmelk

1 kopje ingeblikte pompoenpuree

1/4 kop ahornsiroop of honing

1 theelepel pompoentaartkruiden

1/4 kop gehakte pecannoten

Voorbereiding:

1. Smeer het Crockpot-inzetstuk.

2. Combineer haver, water/melk, pompoenpuree, honing of ahornsiroop en kruiden in de Crockpot.

3. Kook op laag gedurende 6-8 uur.

4. Roer voor het serveren en garneer met gehakte pecannoten.

Voedingswaarde (per portie):

- Calorieën: 250-300
- Eiwit: 6-8 g
- Vezels: 5-6 g

Lancering recepten:

Groente- en Linzensoep

Ingrediënten:

1 kopje gewassen linzen

4 kopjes groentebouillon

2 gehakte wortels

2 stengels gehakte bleekselderij

één ui, gehakt

2 fijngehakte teentjes knoflook

gedroogde tijm, 1 theelepel

Voeg zout en peper toe naar eigen voorkeur.

Voorbereiding:

1. Combineer linzen, groentebouillon, wortels, selderij, ui, knoflook en tijm in de Crockpot.

2. Kook op laag vuur gedurende 6-8 uur of op hoog vuur gedurende 3-4 uur tot de linzen gaar zijn.

3. Breng op smaak met zout en peper voordat u het serveert.

Voedingswaarde (per portie):

- Calorieën:180 tot 220
- Eiwit: 10-12 g
- Vezels: 8-10 g

Kip- en groentestoofpot

Ingrediënten:

4 kippendijen zonder bot en zonder vel

4 kopjes kippenbouillon

2 aardappelen (in blokjes)

1 kop gesneden wortelen

1 kopje gehakte selderij

één ui, gehakt

2 fijngehakte teentjes knoflook

1 theelepel gedroogde rozemarijn

Voeg zout en peper toe naar eigen voorkeur.

Voorbereiding:

1. Doe de kippendijen, kippenbouillon,
   aardappelen, wortels, selderij, ui,
   knoflook en rozemarijn in de
   Crockpot.

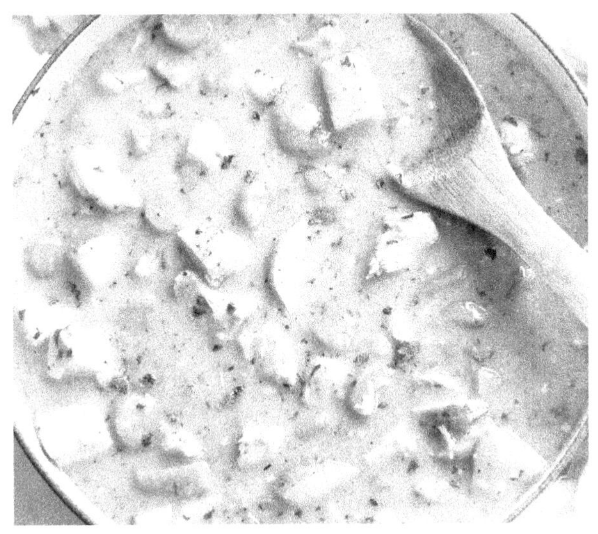

2. Kook op laag gedurende 6-7 uur of op
   hoog gedurende 3-4 uur tot de kip
   gaar is.

3. Trek de kip uit elkaar met een vork,
   breng op smaak met peper en zout en
   serveer.

Voedingswaarde (per portie):

- Calorieën: 250-300
- Eiwit: 25-30 g
- Vezels: 4-6 g

Roerbak rundvlees en broccoli

Ingrediënten:

1 pond rundvleesstoofvlees (in blokjes gesneden)

1/2 kopje natriumarme sojasaus

1/4 kopje bruine suiker

2 fijngehakte teentjes knoflook

1 theelepel gehakte gember

2 kopjes broccoliroosjes

1 paprika (gesneden)

1 eetlepel maizena (gecombineerd met 2 eetlepels water)

Voorbereiding:

1. Doe het vlees, de sojasaus, bruine suiker, knoflook en gember in de Crockpot.

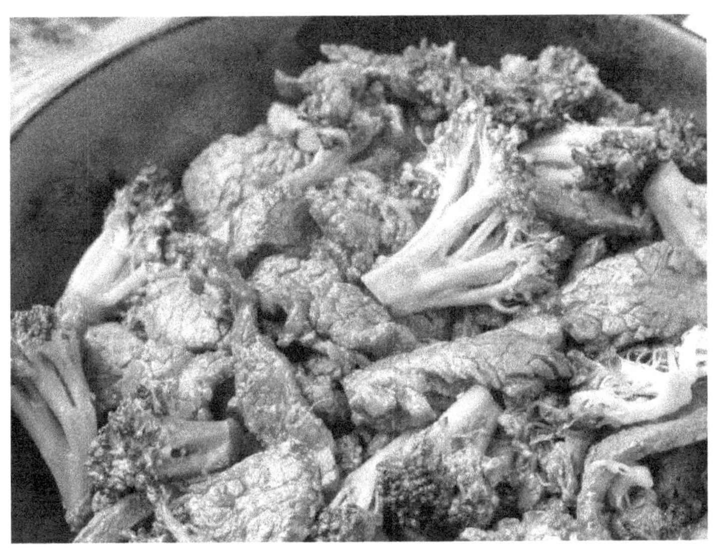

2. Kook op laag vuur gedurende 6-7 uur of op hoog vuur gedurende 3-4 uur tot het vlees gaar is.

3. Voeg het mengsel van broccoli, paprika en maizena toe aan de Crockpot. Kook nog eens 30 minuten op de hoogste stand tot de groenten gaar zijn en de saus dikker wordt.

Voedingswaarde (per portie):

- Calorieën: 300-350
- Eiwit: 25-30 g
- Vezels: 4-5 g

Mediterrane kikkererwtenstoofpot

Ingrediënten:

2 blikjes (elk 15 oz) kikkererwten (uitgelekt en gewassen)

1 blik (14 oz) gehakte tomaten

één ui, gehakt

2 fijngehakte teentjes knoflook

1 theelepel gedroogde oregano

1 theelepel paprikapoeder

1/2 theelepel komijn

2 kopjes groentebouillon

Voeg zout en peper toe naar eigen voorkeur.

Voorbereiding:

1. Combineer kikkererwten, tomatenblokjes, ui, knoflook, oregano, paprika, komijn en groentebouillon in de Crockpot.
2. Kook op laag gedurende 6-8 uur of op hoog gedurende 3-4 uur tot de smaken zich vermengen.
3. Breng op smaak met zout en peper voordat u het serveert. Eet met rijst

Voedingswaarde (per portie):

- Calorieën: 220-250
- Eiwit: 10-12 g
- Vezels: 8-10 g

Kalkoen- en gerstsoep

Ingrediënten:

1 pond gemalen kalkoen

1 kopje gerst

6 kopjes natriumarme kippenbouillon

2 wortels (gehakt)

2 stengels gehakte bleekselderij

één ui, gehakt

2 fijngehakte teentjes knoflook

gedroogde tijm, 1 theelepel

Voeg zout en peper toe naar eigen voorkeur.

Voorbereiding:

1. Bruine gemalen kalkoen in een koekenpan. Giet extra vet af.

2. Doe kalkoen, gerst, kippenbouillon, wortels, selderij, ui, knoflook en tijm

in de Crockpot.Kook op laag vuur
gedurende 6-7 uur of op hoog vuur
gedurende 3-4 uur tot de gerst gaar is.

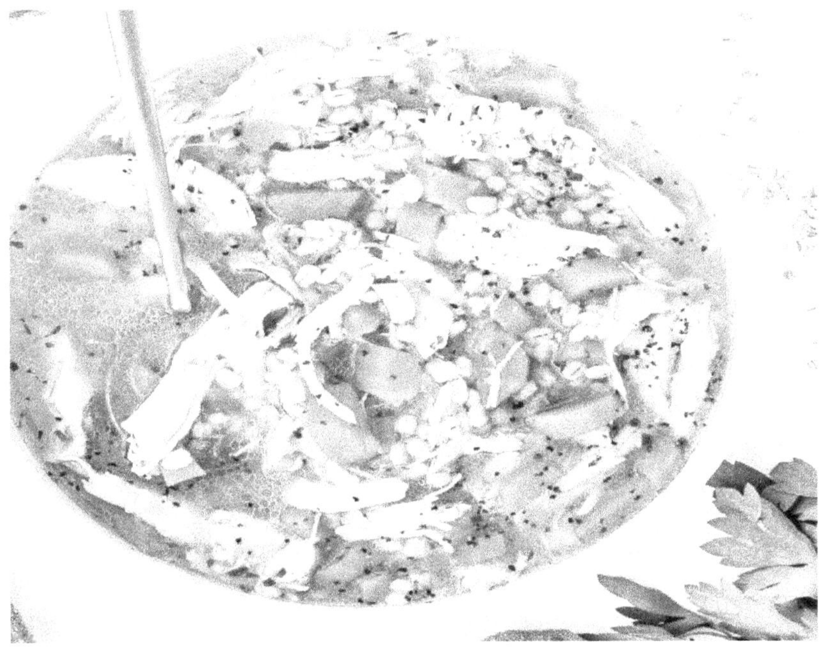

3. Breng op smaak met zout en peper
voordat u het serveert.

Voedingswaarde (per portie):

- Calorieën: 250-300
- Eiwit: 20-25 g

- Vezels: 6-8 g

Chili van zoete aardappel en zwarte bonen

Ingrediënten:

2 zoete aardappelen (geschild en in blokjes)

2 blikjes (elk 15 oz) zwarte bonen (uitgelekt en gewassen)

1 blik (14 oz) gehakte tomaten

één ui, gehakt

2 fijngehakte teentjes knoflook

2 eetlepels chilipoeder

1 theelepel komijn

4 kopjes groentebouillon

Voeg zout en peper toe naar eigen voorkeur.

Voorbereiding:

1. Combineer zoete aardappelen, zwarte bonen, tomatenblokjes, ui, knoflook, chilipoeder, komijn en groentebouillon in de Crockpot.

2. Kook op laag vuur gedurende 6-8 uur of op hoog vuur gedurende 3-4 uur tot de zoete aardappelen gaar zijn.

3. Breng op smaak met zout en peper voordat u het serveert.

Voedingswaarde (per portie):

- Calorieën: 280-320
- Eiwit: 10-12 g
- Vezels: 8-10 g

Citroenkruiden Kippensoep

Ingrediënten:

4 kipfilets zonder bot en zonder vel

6 kopjes kippenbouillon 2 wortels (in plakjes gesneden)

2 stengels bleekselderij (in plakjes gesneden)

één ui, gehakt

Schil en sap van 1 citroen

2 eetlepels gedroogde tijm

Voeg zout en peper toe naar eigen voorkeur.

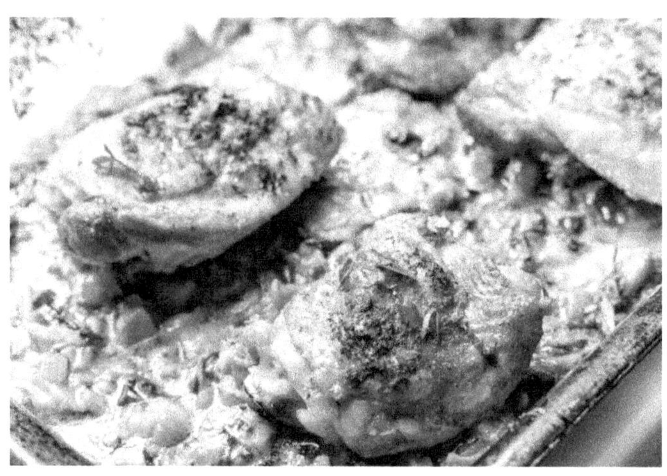

Voorbereiding:

1. Doe de kipfilets, kippenbouillon, wortels, selderij, ui, citroenschil,

citroensap, tijm, zout en peper in de Crockpot.

2. Kook op laag vuur gedurende 6-7 uur of op hoog vuur gedurende 3-4 uur tot de kip gaar is en de groenten zacht zijn.

3. Trek de kip uit elkaar met behulp van vorken, pas indien nodig de smaak aan en serveer.

Voedingswaarde (per portie):

- Calorieën: 220-250
- Eiwit: 25-30 g
- Vezels: 3-4 g

Diner Recepten:

Kip- en groenteschotel

Ingrediënten:

4 kippendijen zonder bot en zonder vel

4 aardappelen (in blokjes)

2 kopjes gesneden wortelen

één ui, gehakt

2 fijngehakte teentjes knoflook

1 kopje natriumarme kippenbouillon

gedroogde tijm, 1 theelepel

Voeg zout en peper toe naar eigen voorkeur.

Voorbereiding:

1. Doe de kippendijen, aardappelen, wortels, ui, knoflook, kippenbouillon, tijm, zout en peper in de Crockpot.

2. Kook op laag vuur gedurende 6-7 uur of op hoog vuur gedurende 3-4 uur tot de kip gaar is en de groenten goed gaar zijn.

3. Breng indien nodig op smaak met
   extra zout en peper voordat u het
   serveert.

Voedingswaarde (per portie):

- Calorieën: 250-300
- Eiwit: 25-30 g
- Vezels: 4-6 g

Rundvlees Stroganoff

Ingrediënten:

1,5 pond stoofvlees (in blokjes gesneden) 1
ui (in plakjes gesneden)

2 kopjes gesneden champignons

2 fijngehakte teentjes knoflook

1 kopje runderbouillon

1 eetlepel Worcestershiresaus

1 theelepel paprikapoeder

1 kopje zure room

Voeg zout en peper toe naar eigen voorkeur.

Gekookte eiernoedels of rijst (voor serveren)

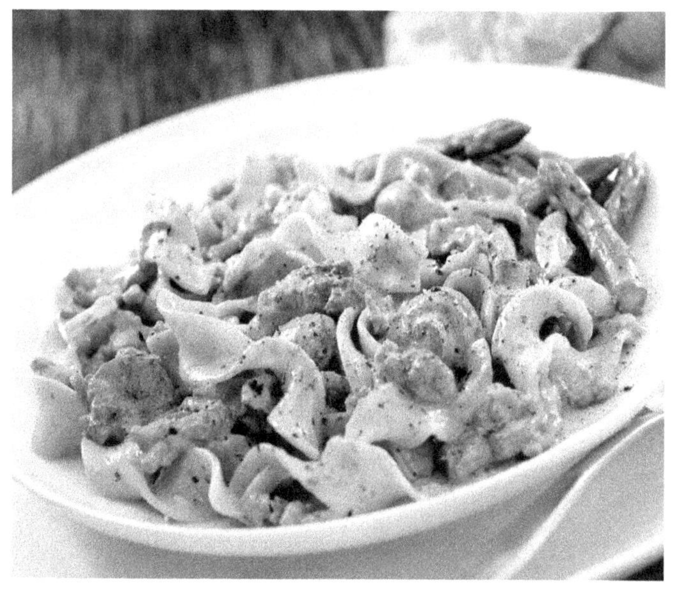

Voorbereiding:

1. Doe het vlees, de ui, de champignons,
   de knoflook, de runderbouillon, de

Worcestershiresaus en de paprika in de Crockpot.

2. Kook op laag vuur gedurende 6-7 uur of op hoog vuur gedurende 3-4 uur tot het vlees gaar is.

3. Roer er onmiddellijk voor het serveren zure room door. Serveer gekookte eiernoedels of rijst.

Voedingswaarde (per portie):

- Calorieën: 300-350
- Eiwit: 25-30 g
- Vezels: 2-3 g

Mediterrane kalkoenquinoa

Ingrediënten:

1 pond gemalen kalkoen

1 kopje quinoa (gespoeld)

1 blik (14 oz) gehakte tomaten

1 kop gesneden zwarte olijven

één ui, gehakt

2 fijngehakte teentjes knoflook

1 theelepel gedroogde oregano

1 theelepel gedroogde basilicum

2 kopjes natriumarme kippenbouillon

Voeg zout en peper toe naar eigen voorkeur.

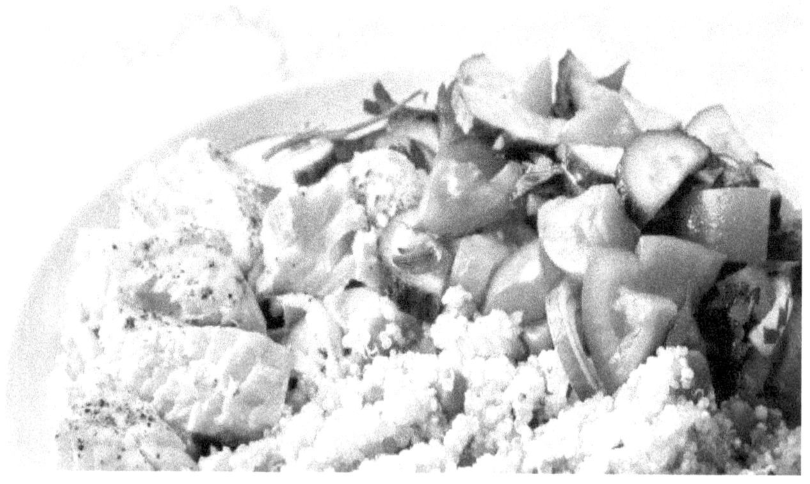

Voorbereiding:

1. Bruine gemalen kalkoen in een koekenpan. Giet extra vet af.

2. Doe kalkoen, quinoa, in blokjes gesneden tomaten, zwarte olijven, ui, knoflook, oregano, basilicum, kippenbouillon, zout en peper in de Crockpot.

3. Kook op laag vuur gedurende 6-7 uur of op hoog vuur gedurende 3-4 uur tot de quinoa gaar is en de smaken zijn gecombineerd.

Voedingswaarde (per portie):

- Calorieën: 280-320
- Eiwit: 25-30 g
- Vezels: 5-6 g

Groenten- en kikkererwtencurry

Ingrediënten:

2 blikjes (elk 15 oz) kikkererwten (uitgelekt en gewassen)

2 kopjes bloemkoolroosjes

2 kopjes gesneden paprika

één ui, gehakt

2 fijngehakte teentjes knoflook

1 blikje kokosmelk

1 blik (14 oz) gehakte tomaten

2 theelepels kerriepoeder

Voeg zout en peper toe naar eigen voorkeur.

Gekookte rijst (voor serveren)

Voorbereiding:

1. Combineer kikkererwten, bloemkool, paprika, ui, knoflook, kokosmelk, tomatenblokjes, kerriepoeder, zout en peper in de Crockpot.

2. Kook op laag vuur gedurende 6-8 uur
of op hoog vuur gedurende 3-4 uur tot
de groenten zacht zijn.

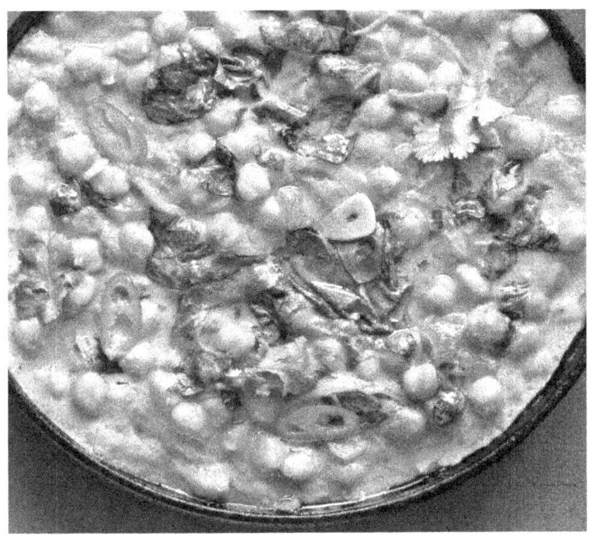

3. Serveer met gekookte rijst.

Voedingswaarde (per portie):

- Calorieën: 280-320
- Eiwit: 8-10 g
- Vezels: 6-8 g

Varkenshaasje met appels en zoete aardappelen

Ingrediënten:

2 pond varkenshaas

2 zoete aardappelen (geschild en in blokjes)

2 appels (geschild, klokhuis verwijderd en gesneden)

1 ui (gesneden)

1/2 kopje appelcider of appelsap

1 theelepel gedroogde salie

Voeg zout en peper toe naar eigen voorkeur.

Voorbereiding:

1. Doe de varkenshaas, zoete aardappelen, appels, ui, appelcider/sap, salie, zout en peper in de Crockpot.

2. Kook op laag vuur gedurende 6-7 uur
   of op hoog vuur gedurende 3-4 uur tot
   het vlees gaar is en de groenten zacht
   zijn.

3. Snijd het varkensvlees in plakjes en
   serveer met de gekookte appels, zoete
   aardappelen en uien.

Voedingswaarde (per portie):

- Calorieën: 300-350
- Eiwit: 30-35 g
- Vezels: 4-5 g

Romige Champignonkip

Ingrediënten:

4 kipfilets zonder bot en zonder vel

2 kopjes gehakte champignons

1 ui (gesneden)

2 teentjes knoflook (gehakt)

1 kopje kippenbouillon

1 kopje slagroom of kokosroom

2 eetlepels bloem of maizena

1 theelepel gedroogde tijm

Zout en peper naar smaak

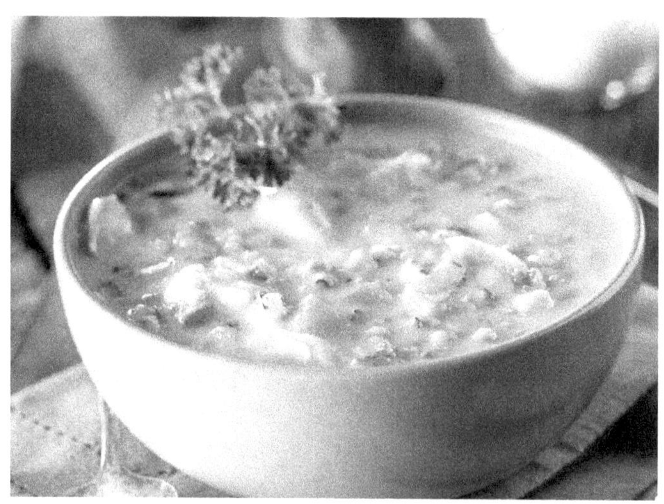

Voorbereiding:

1. Doe de kipfilets, champignons, ui, knoflook, kippenbouillon, slagroom, bloem/maïzena, tijm, zout en peper in de Crockpot.

2. Kook op laag vuur gedurende 6-7 uur
    of op hoog vuur gedurende 3-4 uur tot
    de kip gaar is en de saus is ingedikt.

3. Pas indien nodig de smaak aan
    voordat u het serveert.

Voedingswaarde (per portie):

- Calorieën: 280-320
- Eiwit: 25-30 g
- Vezels: 2-3 g

Linzen- en groentecurry

Ingrediënten:

2 kopjes gedroogde linzen (gespoeld)

4 kopjes groentebouillon

2 kopjes in blokjes gesneden aardappelen

2 kopjes gehakte wortels

1 ui (in blokjes gesneden)

2 teentjes knoflook (gehakt)

1 blik (14 oz) gehakte tomaten

2 theelepels kerriepoeder

Zout en peper naar smaak

Gekookte rijst (voor gerecht)

Voorbereiding:

1. Combineer linzen, groentebouillon, aardappelen, wortels, ui, knoflook, gehakte tomaten, kerriepoeder, zout en peper in de Crockpot.

2. Kook op laag vuur gedurende 6-8 uur of op hoog vuur gedurende 3-4 uur tot de linzen en groenten gaar zijn.

3. Serveer met gekookte rijst.

Voedingswaarde (per portie):

- Calorieën: 250-300
- Eiwit: 15-18 g
- Vezels: 10-12 g

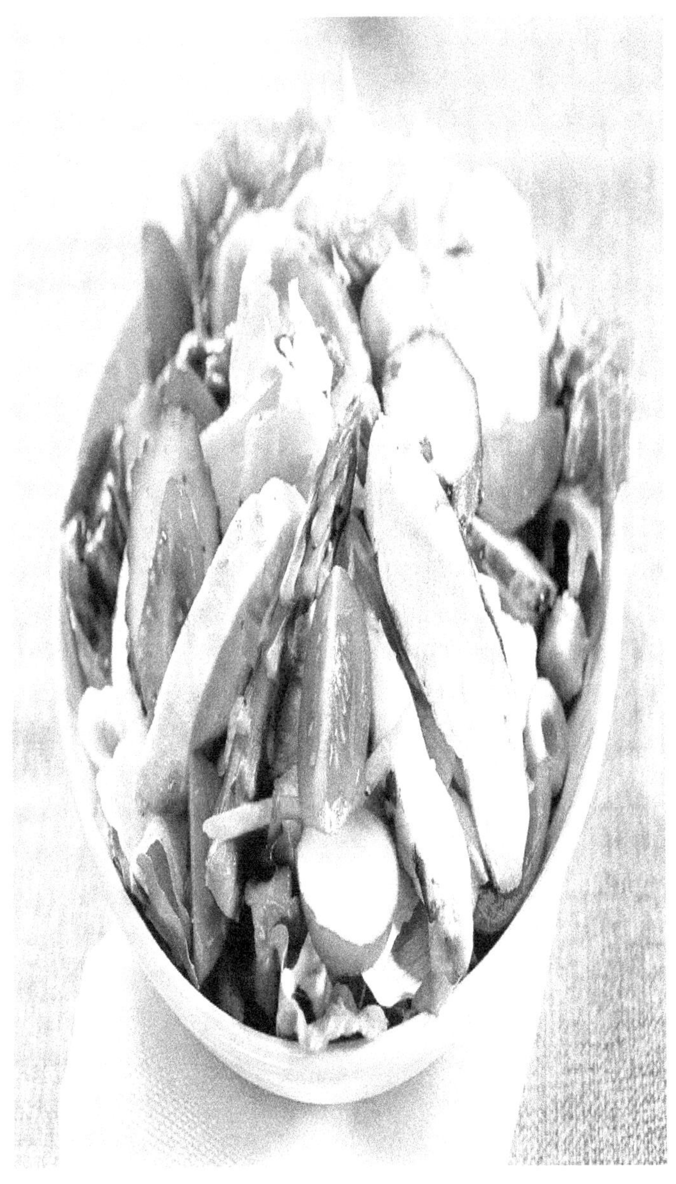

Gegrilde kip met groentesalade

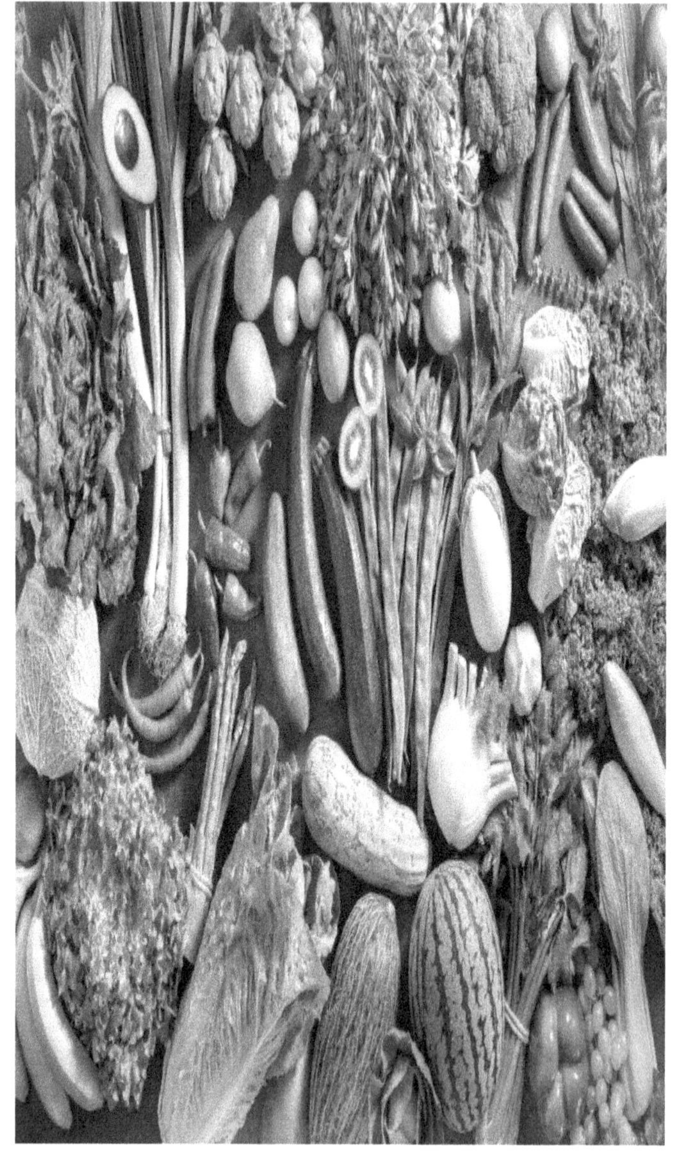

Troostende en voedzame soeprecepten:

Kipnoedelsoep met witte bonen

Ingrediënten:

1 eetlepel olijfolie

1 ui, gehakt

2 wortels, gehakt

2 stengels bleekselderij, gehakt

Een pond kipfilet zonder bot, zonder vel, in stukjes gesneden

4 kopjes kippenbouillon

Afgespoeld en uitgelekt Eén (15 oz) blik witte bonen, uitgelekt en gespoeld

1 (10 oz) pakje eiernoedels

4 kopjes gehakte verse peterselie

Zout en peper naar smaak

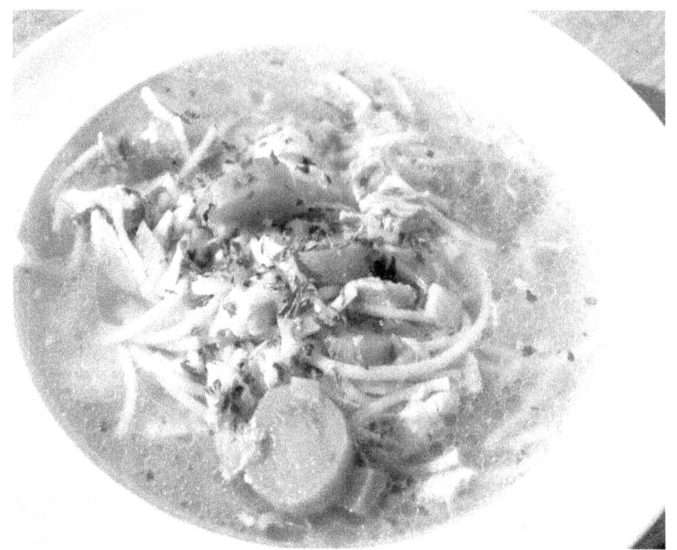

Voorbereiding:

1. Verwarm je olijfolie in een koekenpan op middelhoog vuur. Doe de ui, wortels en selderij en kook tot ze zacht zijn, ongeveer 5 minuten.
2. Breng groenten over naar de crockpot.
3. Voeg kippenbouillon, kip en witte bonen toe.

4. Kook op laag gedurende 4-6 uur, of op hoog gedurende 2-3 uur, of tot de kip gaar is.

5. Voeg de eiernoedels toe en kook gedurende 30 minuten, of tot ze gaar zijn.

6. Roer voor het serveren peterselie, zout en peper erdoor.

Voedingswaarde (per portie):

- Calorieën: 300
- Eiwitten: 30 g, Koolhydraten: 40 g
- Vet: 5 g, vezels: 5 g

Toscaanse soep van witte bonen en boerenkool

Ingrediënten:

Eén eetlepel olijfolie

1 ui, gehakt

2 teentjes knoflook, fijngehakt

1/2 theelepel gedroogde oregano

1/4 theelepel gedroogde tijm

Eén (15 oz) blik cannellinibonen afgespoeld en uitgelekt

4 kopjes groentebouillon

1 bos boerenkool, gehakt

1/2 kop gehakte verse peterselie

Zout en peper naar smaak

Voorbereiding:

1. Verwarm je olijfolie in een koekenpan op middelhoog vuur. Doe de ui en knoflook en kook tot ze zacht zijn, ongeveer 5 minuten.

2. Voeg oregano en tijm toe en kook gedurende 1 minuut tot het geurig is.

3. Breng het uienmengsel over naar de crockpot.

4. Voeg   cannellinibonen,
    groentebouillon en boerenkool toe.

5. Kook op laag gedurende 6-8 uur, of
    op hoog gedurende 4-5 uur, of tot de
    boerenkool gaar is.

6. Roer voor het serveren peterselie,
    zout en peper erdoor.

Voedingswaarde (per portie):

- Calorieën: 200, Eiwit: 15 g
- Koolhydraten: 30 g, Vezels: 10 g

Romige Kip-Wilde Rijstsoep

Ingrediënten:

1 eetlepel olijfolie

1 ui, gehakt

2 wortels, gehakt

2 stengels bleekselderij, gehakt

Vier kipfilets zonder bot, zonder vel, in stukjes gesneden

8 kopjes kippenbouillon

1 kop wilde rijst, afgespoeld

1/2 kop zware room

1/4 kop gehakte verse peterselie

Zout en peper naar smaak

Voorbereiding:

1. Verwarm je olijfolie in een koekenpan op middelhoog vuur. Voeg ui, wortels en selderij toe en kook tot ze zacht zijn, ongeveer 5 minuten.
2. Voeg de kip toe aan de koekenpan en bak tot hij aan alle kanten bruin is.
3. Breng de kip en groenten over naar de crockpot.
4. Voeg kippenbouillon, wilde rijst en zout en peper naar smaak toe.
5. Kook op laag gedurende 6-8 uur, of op hoog gedurende 4-5 uur.
6. Roer voor het serveren de slagroom en peterselie erdoor.

Voedingswaarde (per portie):
- Calorieën: 300, Eiwit: 30 g
- Koolhydraten: 35 g, Vezels: 5 g

Romige Tomatentortellinisoep

Ingrediënten:

1 eetlepel olijfolie

1 ui, gehakt

2 teentjes knoflook, fijngehakt

1 theelepel gedroogde oregano

1/2 theelepel gedroogde basilicum

1 (28 oz) blik geplette tomaten, ongedraineerd

4 kopjes kippenbouillon

1 kop babyspinazie

1 pakje kaastortellini (9 oz).

1/2 kopje ricottakaas

Zout en peper naar smaak

Voorbereiding:

1. Verwarm je olijfolie in een koekenpan op middelhoog vuur. Doe de ui en

knoflook en kook tot ze zacht zijn, ongeveer 5 minuten.

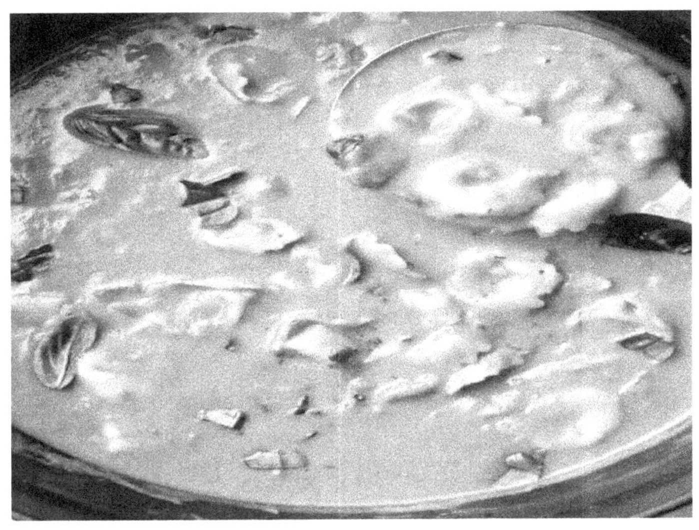

2. Roer oregano en basilicum erdoor en kook gedurende 1 minuut tot het geurig is.

3. Breng het uienmengsel over naar de crockpot.

4. Voeg geplette tomaten, kippenbouillon en spinazie toe.

5. Kook op laag gedurende 4-6 uur, of op hoog gedurende 2-3 uur.

6. Voeg tortellini toe en kook gedurende 30 minuten, of tot het gaar is.

7. Meng voor het serveren met ricottakaas, zout en peper.

Voedingswaarde (per portie):

- Calorieën: 250, Eiwit: 15 g
- Koolhydraten: 30 g, Vezels: 5 g

Zalm Chowder

Ingrediënten:

1 eetlepel olijfolie

1 ui, gehakt

2 wortels, gehakt

2 stengels bleekselderij, gehakt

een pond zalmfilets, in hapklare stukjes gesneden

4 kopjes kippenbouillon

2 kopjes in blokjes gesneden aardappelen

1 kopje volle melk

1/4 kop gehakte verse dille

Zout en peper naar smaak

Voorbereiding:

1. Verwarm je olijfolie in een koekenpan op middelhoog vuur. Doe de ui, wortels en selderij en kook tot ze zacht zijn, ongeveer 5 minuten.

2. Breng groenten over naar de crockpot.

3. Voeg kippenbouillon, aardappelen en zalm toe.

4. Kook op laag gedurende 6-8 uur, of op hoog gedurende 4-5 uur, of tot de aardappelen gaar zijn.

5. Roer de melk en dille erdoor en kook nog eens 15 minuten.

6. Breng op smaak met zout en peper
voordat u het serveert.

Voedingswaarde (per portie):

- Calorieën: 350, Eiwit: 30 g
- Koolhydraten: 30 g, Vezels: 5 g

Deze chowder boordevol zeevruchten is een geweldige bron van omega-3-vetzuren, essentieel voor de gezondheid van hart en hersenen.

Pompoensoep

Ingrediënten:

Eén middelgrote flespompoen (geschild, zonder zaadjes en in blokjes)

2 wortels (gehakt)

1 appel (geschild, klokhuis verwijderd en in blokjes gesneden)

één ui, gehakt

4 kopjes groentebouillon

1 theelepel gedroogde salie

Zout en peper naar smaak

Voorbereiding:

1. Doe de flespompoen, wortels, appel, ui, groentebouillon, gedroogde salie, zout en peper in de Crockpot.

2. Kook op laag vuur gedurende 6-8 uur of op hoog vuur gedurende 3-4 uur tot de groenten zacht zijn.

3. Pureer de soep tot een gladde massa met behulp van een staafmixer of een normale blender voordat u deze serveert.

Voedingswaarde (per portie):

- Calorieën:180 tot 220
- Eiwit: 2-4 g, vezels: 4-6 g

Tomaten-Basilicumsoep

Ingrediënten:

Vier kopjes ingeblikte geplette tomaten

Eén ui (in blokjes gesneden)

Twee teentjes knoflook (gehakt)

4 kopjes groentebouillon

Half kopje verse basilicumblaadjes (gehakt)

1 theelepel gedroogde oregano

Optioneel: 1/4 kopje slagroom of kokosroom

Zout en peper naar smaak

Voorbereiding:

1. Combineer geplette tomaten, ui, knoflook, groentebouillon, basilicum en oregano in de Crockpot.

2. Kook op laag gedurende 6-8 uur of op hoog gedurende 3-4 uur.

3. Meng met slagroom/kokosroom (indien gebruikt) en breng op smaak met zout en peper voordat u het serveert.

Aardappel-preisoep

Ingrediënten:

4 grote aardappelen (geschild en in stukjes gesneden)

2 preien (witte en lichtgroene delen, in plakjes gesneden)

4 kopjes natriumarme kippen- of groentebouillon

1 kopje melk of ongezoete amandelmelk

2 teentjes knoflook (gehakt)

2 eetlepels boter of olijfolie

Zout en peper naar smaak

Voorbereiding:

1. Fruit prei en knoflook in boter/olie tot
   ze gaar zijn. Breng over naar de
   Crockpot.

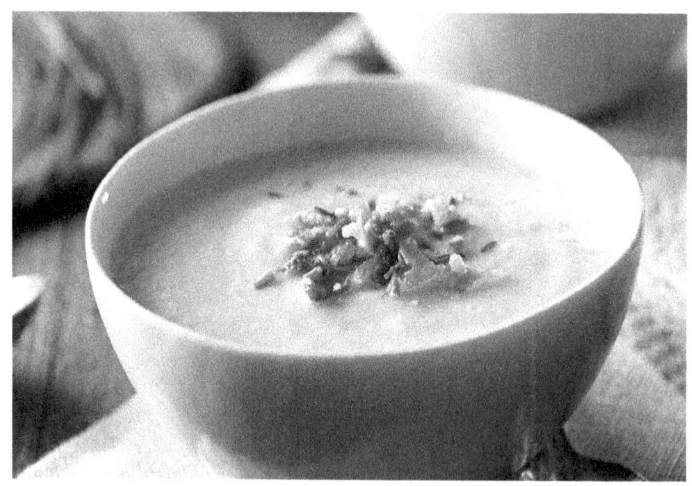

2. Voeg in blokjes gesneden
   aardappelen, bouillon, melk, zout en
   peper toe aan de Crockpot.

3. Kook op laag gedurende 6-8 uur of op hoog gedurende 3-4 uur tot de aardappelen gaar zijn.

4. Meng eventueel een deel van de soep met een staafmixer voor een romigere textuur.

Voedingswaarde (per portie):

- Calorieën: 200-250
- Eiwit: 4-6 g
- Vezels: 3-4 g

Erwtensoep

Ingrediënten:

2 kopjes gedroogde groene spliterwten (gespoeld)

1 ham spronggewricht of 1 kopje in blokjes gesneden ham

1 ui (in blokjes gesneden)

2 wortels (gehakt)

2 stengels bleekselderij (gehakt)

2 teentjes knoflook (gehakt)

6 kopjes water of natriumarme kippenbouillon

1 laurierblad

Zout en peper naar smaak

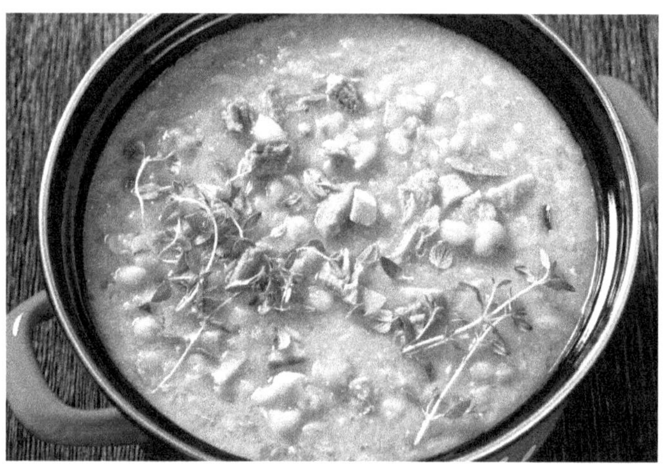

Voorbereiding:

1. Combineer spliterwten, ham/hamblokjes, ui, wortels, selderij,

knoflook, water/kippenbouillon, laurier, zout en peper in de Crockpot.

2. Kook op laag vuur gedurende 8-10 uur of op hoog vuur gedurende 4-6 uur tot de erwten gaar zijn en de soep ingedikt is.

3. Verwijder het hamskelet (indien gebruikt), versnipper het vlees en doe het terug in de soep voordat u het serveert.

Voedingswaarde (per portie):

- Calorieën: 220-250
- Eiwit: 15-18 g
- Vezels: 10-12 g

Romige Broccoli-Cheddarsoep

Ingrediënten:

4 kopjes verse of bevroren broccoliroosjes

1 ui (in blokjes gesneden)

2 teentjes knoflook (gehakt)

4 kopjes natriumarme kippen- of groentebouillon

1 kopje melk of ongezoete amandelmelk

2 kopjes geraspte cheddarkaas

2 eetlepels bloem of maizena

Zout en peper naar smaak

Voorbereiding:

1. Combineer broccoli, ui, knoflook, kip-/groentebouillon en melk in de Crockpot.

2. Kook op laag vuur gedurende 6-7 uur of op hoog vuur gedurende 3-4 uur tot de broccoli gaar is.

3. Meng in een kom geraspte cheddarkaas en bloem/maïzena tot het

gemengd is. Blijf de soep roeren tot deze dikker wordt.

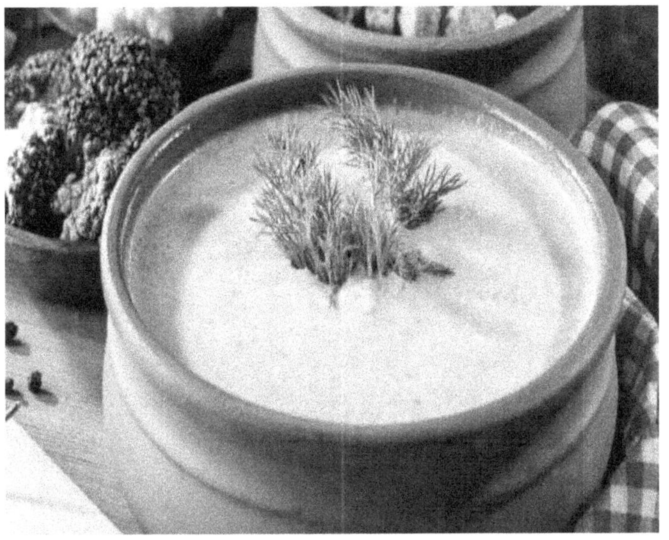

4. Voeg voor het serveren zout en peper toe.

Voedingswaarde (per portie):

- Calorieën: 250-300
- Eiwit: 15-18 g
- Vezels: 4-6 g

Minestrone soep

Ingrediënten:

2 kopjes kleine pasta (zoals ditalini of elleboog)

Eén blik (14 oz) tomatenblokjes

1 ui (in blokjes gesneden)

2 wortels (gehakt)

2 stengels bleekselderij (gehakt)

1 courgette (gehakt)

Gewassen en uitgelekt Eén blik bruine bonen (15 oz).

4 kopjes natriumarme groentebouillon

2 teentjes knoflook (gehakt)

1 theelepel gedroogde basilicum

1 theelepel droge oregano

Zout en peper

Voorbereiding:

1. Doe de spaghetti, gehakte tomaten, ui, wortels, selderij, courgette, bruine bonen, groentebouillon, knoflook, basilicum, oregano, zout en peper in de Crockpot.

2. Kook op laag vuur gedurende 6-7 uur of op hoog vuur gedurende 3-4 uur tot de groenten zacht zijn en de pasta gaar is.

3. Pas indien nodig de smaak aan voordat u het serveert.

Voedingswaarde (per portie):

- Calorieën: 220-250
- Eiwit: 8-10 g
- Vezels: 6-8 g

Rundvleesstoofpot

Ingrediënten:

Een pond runderbraadstuk, in stukjes van 1 inch gesneden

1 eetlepel olijfolie

1 ui, gehakt

2 wortels

gehakt Twee stengels bleekselderij

Vier teentjes knoflook, fijngehakt

1 (14,5 ounce) blik gehakte tomaten, ongedraineerd

Eén (15 ounce) blik runderbouillon

1 theelepel gedroogde tijm

1/2 theelepel gedroogde rozemarijn

Zout en peper naar smaak

Voorbereiding:

1. Verwarm je olijfolie in een koekenpan op middelhoog vuur. Braad het vlees aan alle kanten bruin.

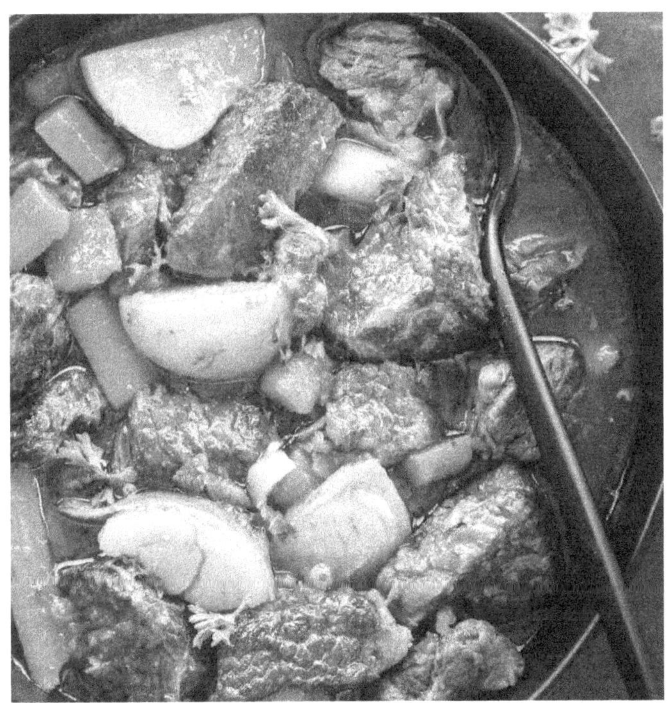

2. Voeg het rundvlees, de ui, de wortels, de selderij, de knoflook, de tomaten, de runderbouillon, de tijm en de rozemarijn toe aan de crockpot.

3. Breng op smaak met zout en peper.

4. Laat 8-10 uur op laag koken, of 4-5 uur op hoog.

Voedingswaarde: (per portie)

- Calorieën:300

- Eiwit: 20 g

- Koolhydraten: 20 g

- *Het is ook een sterke bron van vitamine A, C en K.*

Kip Chili

Ingrediënten:

Een pond gemalen kip

1 ui, gehakt

1 groene paprika, gehakt

Afgespoeld en uitgelekt Eén blikje zwarte bonen (15 ounces).

Spoel 1 (15 ounce) blik bruine bonen af en laat ze uitlekken

1 (14,5 ounce) blik gehakte tomaten, ongedraineerd

1 (15 ounce) blikje tomatensaus

 Een (10-ounce) blikje tomatenblokjes met groene pepers, ongedraineerd

1 eetlepel chilipoeder

1 theelepel komijn

1/2 theelepel gerookte paprikapoeder

Zout en peper naar smaak

Voorbereiding:

1. Bak de gemalen kip in een pan op middelhoog vuur. Giet eventueel overtollig vet af.

2. Voeg de gemalen kip, ui, groene paprika, zwarte bonen, bruine bonen, tomatenblokjes, tomatensaus,

tomatenblokjes met groene pepers, chilipoeder, komijn, gerookte paprika, zout en peper toe aan de crockpot.

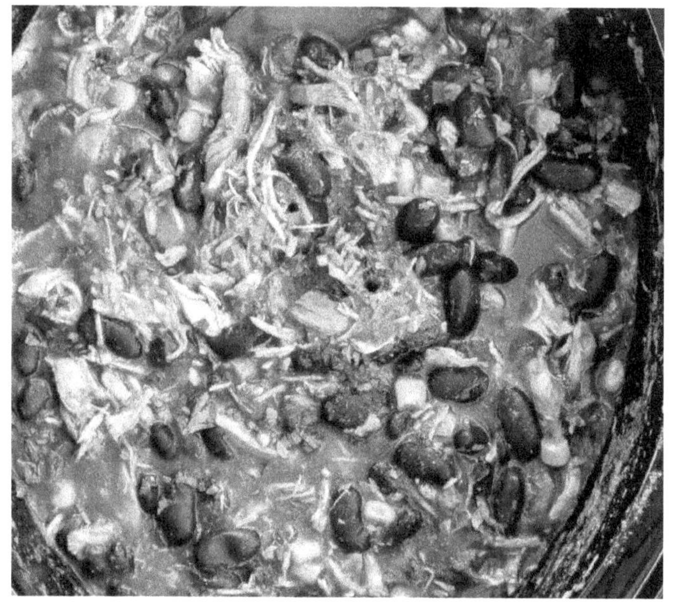

3. Laat 4-6 uur op laag koken, of 2-3 uur op hoog.

Voedingswaarde: (per portie)

CAlorie: 350

Eiwit: 30 g

Koolhydraten: 40 g

Het is ook een goede bron van vezels en ijzer.

Witte Kipstoofpot

Ingrediënten:

Een pond kippenborsten zonder bot en zonder vel, in hapklare stukjes gesneden

1 kopje ongekookte witte rijst

1 ui,

gehakte 2 wortels

2 stengels bleekselderij fijngesneden

4 teentjes knoflook fijngehakt, fijngehakt

Eén (14,5 ounce) blik kippenbouillon

1 kopje melk

1/2 kopje dikke room

1/4 kop gehakte verse peterselie

Zout en peper naar smaak

Voorbereiding:

1. Combineer de kip, rijst, ui, wortels, selderij, knoflook, kippenbouillon, melk, slagroom en peterselie in de crockpot.

2. Voeg zout en peper naar smaak toe.

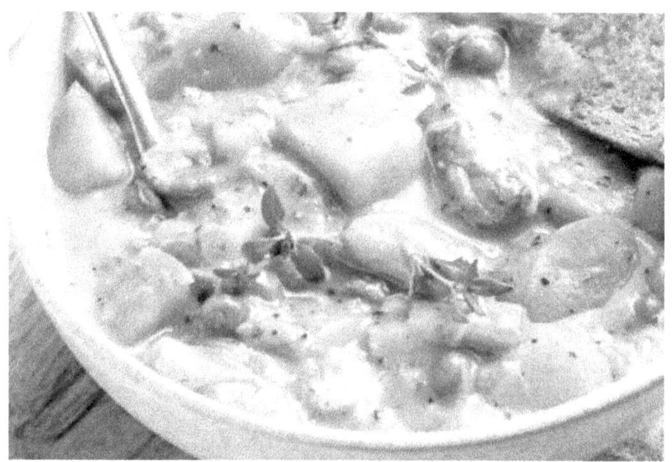

3. Laat 4-6 uur op laag koken, of 2-3 uur op hoog.

Voedingswaarde: per portie

- Calorieën:300

- Eiwit: 25 g

- Koolhydraten: 35 gram

Een goede bron van calcium en vitamine A.

Linzen Shepherd's Pie

Ingrediënten:

1 eetlepel olijfolie

1 ui, gehakt

2 wortels, gehakt

2 stengels bleekselderij, gehakt

2 teentjes knoflook, fijngehakt

1 kopje groene linzen, gespoeld

4 kopjes groentebouillon

1 (14,5 ounce) blikje tomatenblokjes, ongedraineerd

1 theelepel gedroogde tijm

1/2 theelepel gedroogde rozemarijn

Zout en peper naar smaak

4 middelgrote aardappelen, geschild en in stukjes gesneden

1/2 kopje melk

2 eetlepels boter

Zout en peper naar smaak

Voorbereiding:

1. Verwarm je olijfolie in een koekenpan op middelhoog vuur. Fruit de ui, wortels en selderij gedurende 5 minuten, tot ze zacht zijn. Voeg de knoflook toe en laat nog 1 minuut koken.

2. Breng groenten over naar de crockpot. Voeg linzen, bouillon, tomaten, tijm, rozemarijn, zout en peper toe. Kook op laag gedurende 6-8 uur, of op hoog gedurende 4-5 uur.

3. Terwijl de stoofpot kookt, kook je de aardappelen tot ze zacht zijn. Giet af en pureer met melk en boter. Breng op smaak met zout en peper.

4. Verdeel de aardappelpuree over de stoofpot in de crockpot. Kook nog eens 30 minuten op laag vuur om de bovenkant bruin te maken.

Voedingswaarde: (per portie)

- Calorieën: 250
- Eiwit: 20 g
- Koolhydraten: 45

Het is ook een fantastische bron van vezels, ijzer en vitamine A.

Mediterrane Kipstoofpot

Ingrediënten:

1 eetlepel olijfolie

1 pond kipfilets zonder bot, zonder vel, in hapklare stukjes gesneden

1 ui, gehakt

2 teentjes knoflook, fijngehakt

1 rode paprika, gehakt

1 courgette, gehakt

1 (15 ounce) blik kikkererwten, uitgelekt en gespoeld

1 (14,5 ounce) blikje tomatenblokjes, ongedraineerd

1 kopje kippenbouillon

1/2 theelepel gedroogde oregano

1/4 theelepel gedroogde tijm

1/4 theelepel gemalen komijn

Zout en peper naar smaak

Voorbereiding:

1. Verwarm je olijfolie in een koekenpan op middelhoog vuur. Braad de kip aan

alle kanten goudbruin. Breng over naar de crockpot.

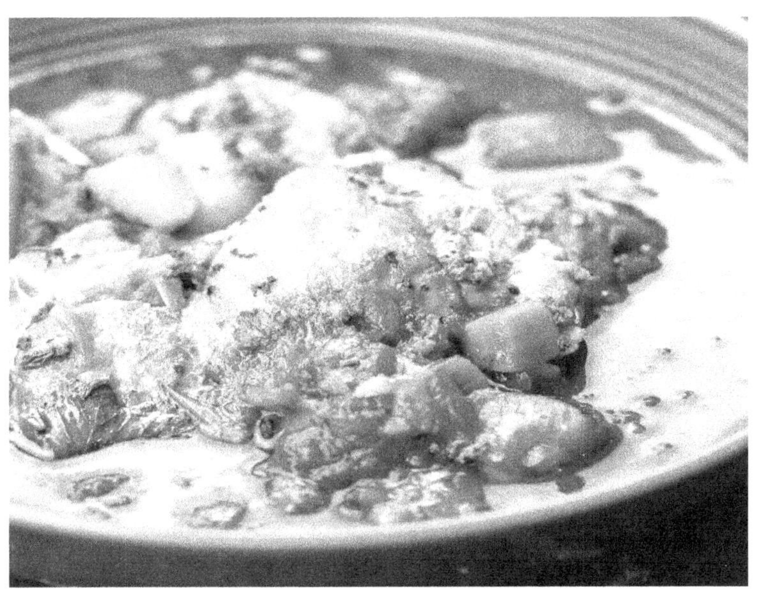

2. Fruit de ui en knoflook 2 minuten in dezelfde koekenpan. Paprika en courgette toevoegen, 5 minuten laten koken. Voeg groenten en kikkererwten toe aan de crockpot.

3. Giet de tomaten, kippenbouillon, oregano, tijm, komijn, zout en peper

erbij. Laat 6-8 uur op laag koken, of 4-5 uur op hoog.

Voedingswaarde: (per portie)

- Calorieën: 300

- Eiwit:30 gram

- Koolhydraten: 35 gram

Een fantastische bron van vezels, vitamine C en K en gezonde vetten.

Romige Pompoen Kip Chili

Ingrediënten:

1 eetlepel olijfolie

1 pond kipfilets zonder bot, zonder vel, in hapklare stukjes gesneden

1 ui, gehakt

2 teentjes knoflook, fijngehakt

Eén (15 ounce) blikje pompoenpuree

Eén (15-ounce) blikje gehakte tomaten, ongedraineerd

Spoel 1 (15 ounce) blik bruine bonen af en laat ze uitlekken

Afgespoeld en uitgelekt Eén blikje zwarte bonen (15 ounces).

1 kopje kippenbouillon

1/2 kopje dikke room

1/2 theelepel chilipoeder

1/4 theelepel gerookte paprikapoeder

1/4 theelepel gemalen komijn

Zout en peper naar smaak

Voorbereiding:

1. Verwarm je olijfolie in een koekenpan op middelhoog vuur. Braad de kip aan alle kanten goudbruin. Breng over naar de crockpot.

2. Fruit de ui en knoflook 2 minuten in dezelfde koekenpan voordat u ze toevoegt.

3. Voeg de groenten, kruiden, tomaten, groene pepers, bouillon, pompoenpuree en roomkaas toe aan de crockpot. Roer goed om te mengen.

4. Laat 6-8 uur op laag koken of 4-5 uur op hoog: laat de smaken zich vermengen en de kip gaar koken.

5. Versnipper de kip (optioneel): Je kunt de kip in stukjes laten of hem met twee vorken uit elkaar trekken voor een rijkere chili.

6. Roer de toppings erdoor en serveer: Garneer met geraspte cheddarkaas, in blokjes gesneden jalapeño en gehakte groene uien, indien gewenst.

Curried Kikkererwten & Zoete Aardappel Stoofpot

Ingrediënten:

1 eetlepel olijfolie

1 ui, gehakt

2 teentjes knoflook, fijngehakt

1 eetlepel kerriepoeder

1 theelepel gemalen gember

1/2 theelepel kurkuma

Eén (15-ounce) blikje gehakte tomaten, ongedraineerd

1 (14,5 ounce) blik groentebouillon

Spoel een (15 ounce) blik kikkererwten af en laat ze uitlekken

2 grote zoete aardappelen, geschild en in blokjes

1 kopje bevroren erwten

1/2 kop gehakte verse koriander (optioneel)

Zout en peper naar smaak

Voorbereiding:

1. Verwarm je olijfolie in een koekenpan op middelhoog vuur. Fruit de ui en knoflook gedurende 5 minuten, tot ze zacht zijn. Voeg kerriepoeder, gember en kurkuma toe en laat nog 1 minuut sudderen.

2. Breng het kruidenmengsel over naar de crockpot. Voeg tomaten, bouillon, kikkererwten, zoete aardappelen en erwten toe.

3. Kook op laag gedurende 6-8 uur, of op hoog gedurende 4-5 uur. Roer de koriander erdoor voor het serveren, indien gebruikt.

Voedingswaarde: (Per portie)

- Calorieën: 300

- Eiwit: 15 gram

- Koolhydraten: 40

Het is ook een rijke bron van vezels, vitamine A en kalium.

Marokkaanse Kiptajine met Pruimen & Amandelen

Ingrediënten:

1 eetlepel olijfolie

1 pond kippendijen zonder botten, zonder vel, bijgesneden en in hapklare stukjes gesneden

1 ui, gehakt

2 teentjes knoflook, fijngehakt

1 eetlepel honing

1 theelepel gemalen kaneel

1/2 theelepel gemalen kurkuma

1/4 theelepel gemalen gember

Eén (14,5 ounce) blikje gehakte tomaten, ongedraineerd

1 kopje kippenbouillon

1/2 kop gedroogde pruimen

1/4 kopje gesneden amandelen

Zout en peper naar smaak

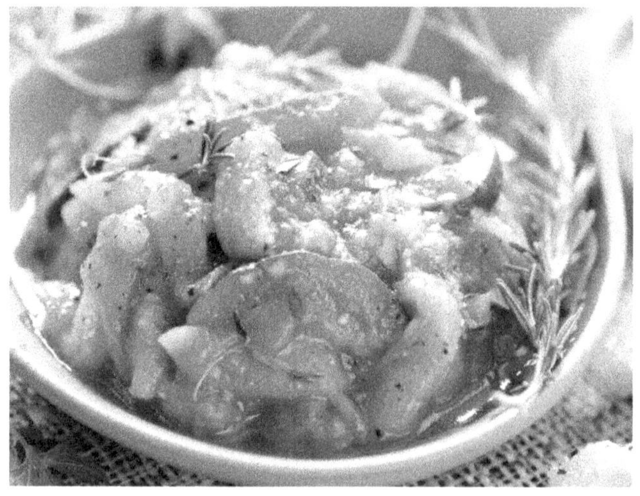

Voorbereiding:

1. Verwarm je olijfolie in een koekenpan op middelhoog vuur. Braad de kip aan

alle kanten goudbruin. Breng over naar de crockpot.

2. Fruit de ui en knoflook 2 minuten in dezelfde koekenpan. Voeg honing, kaneel, kurkuma en gember toe en laat nog 1 minuut sudderen.

3. Voeg het kruidenmengsel, de tomaten, de bouillon, de pruimen en de amandelen toe aan de crockpot.

4. Laat 6-8 uur op laag koken, of 4-5 uur op hoog. Roer af en toe om ervoor te zorgen dat de pruimen zacht worden.

Voedingswaarde: (Per portie)

Calorieën: 400

Eiwit: 30 gram

Koolhydraten: 35 gram koolhydraten

Een fantastische bron van vezels, ijzer en vitamine A en C.

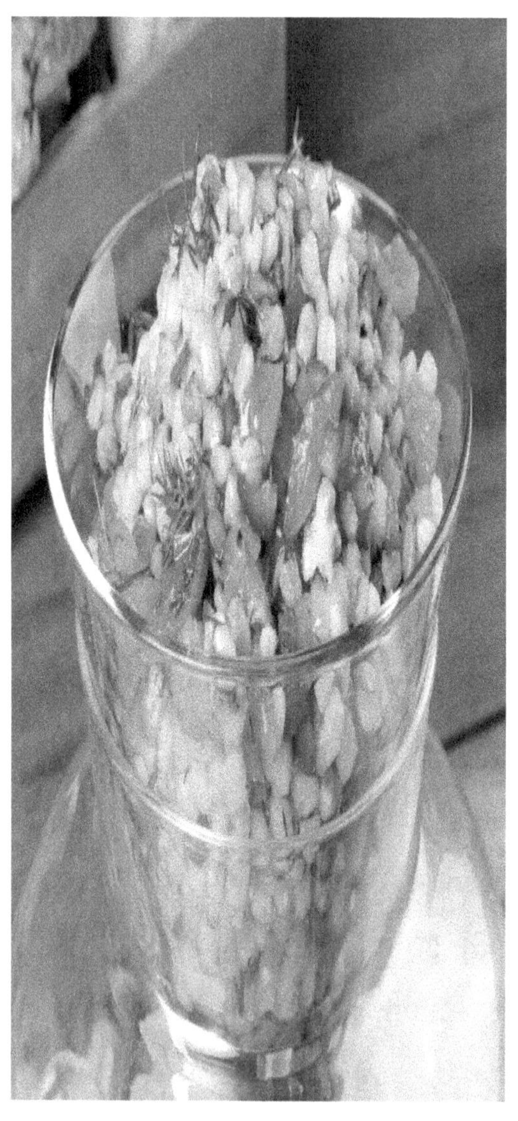

Kip- en Groentencurry

Ingrediënten:

4 kippendijen zonder bot en zonder vel

1 blikje kokosmelk

1 ui (in plakjes gesneden) 2 wortels (in plakjes gesneden)

1 rode paprika (in plakjes gesneden)

1 kopje bevroren erwten

2 teentjes knoflook (gehakt)

2 theelepels kerriepoeder

Meng met zout en peper.

Gekookte rijst (voor serveren)

1. Doe de kippendijen, kokosmelk, ui, wortels, paprika, erwten, knoflook, kerriepoeder, zout en peper in de Crockpot.

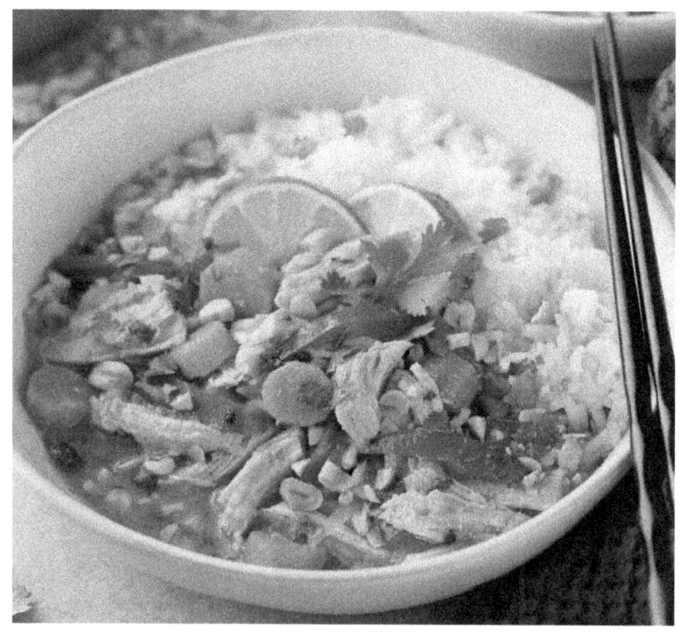

2. Kook op laag gedurende 6-7 uur of op hoog gedurende 3-4 uur tot de kip gaar is.

3. Serveer met gekookte rijst.

Voedingswaarde (per portie):

- Calorieën: 280-320
- Eiwit: 20-25 g
- Vezels: 4-6 g

Worst- en bonenschotel

Ingrediënten:

1 pond rookworst (in plakjes gesneden)

2 blikjes (elk 15 oz) cannellinibonen (uitgelekt en gewassen)

1 blik (14 oz) gehakte tomaten

1 ui (in blokjes gesneden)

2 teentjes knoflook (gehakt)

1 theelepel gedroogde oregano

Meng met zout en peper.

Voorbereiding:

1. Combineer worst, cannellinibonen, gehakte tomaten, ui, knoflook, oregano, zout en peper in de Crockpot.

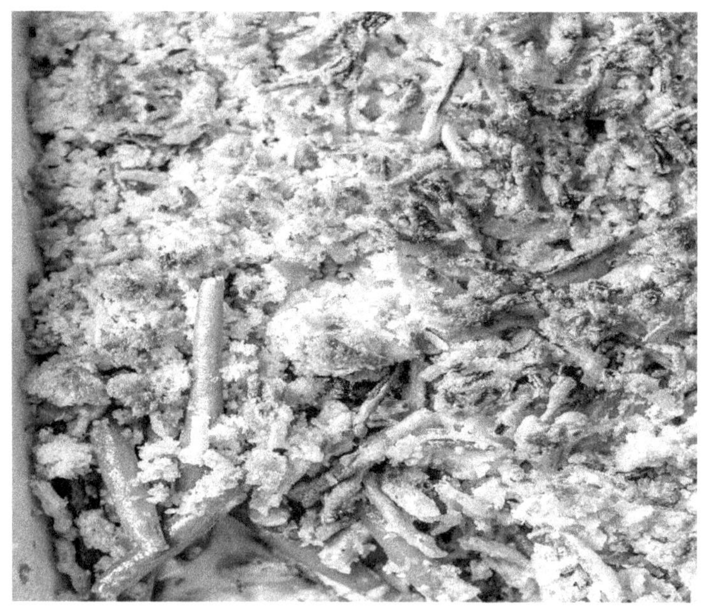

2. Kook op laag vuur gedurende 4-6 uur of op hoog vuur gedurende 2-3 uur tot de smaken zich vermengen en de worst is opgewarmd.

3. Pas indien nodig de smaak aan voordat u het serveert.

Voedingswaarde (per portie):

- Calorieën: 300-350
- Eiwit: 15-18 g
- Vezels: 8-10 g

Vegetarische Pasta Primavera

Ingrediënten:

2 kopjes pasta (penne of rotini)

2 kopjes gehakte gemengde groenten (paprika, courgette, broccoli)

1 blik (14 oz) gehakte tomaten

2 kopjes groentebouillon

2 teentjes knoflook (gehakt)

1 theelepel gedroogde basilicum

Meng met zout en peper.

Geraspte Parmezaanse kaas (voor garnering)

Voorbereiding:

1. Doe de pasta, gemengde groenten, tomatenblokjes, groentebouillon, knoflook, basilicum, zout en peper in de Crockpot.

2. Kook op laag vuur gedurende 2-3 uur of tot de pasta gaar is.

3. Serveer gegarneerd met geraspte Parmezaanse kaas.

Voedingswaarde (per portie):

- Calorieën: 250-300
- Eiwit: 8-10 g
- Vezels: 6-8 g

Turkije Chili

Ingrediënten:

1 pond gemalen kalkoen

1 blik (14 oz) gehakte tomaten

Eén blikje (15 oz) bruine bonen gespoeld en uitgelekt

1 ui (in blokjes gesneden)

1 paprika (gehakt)

2 teentjes knoflook (gehakt)

2 theelepels chilipoeder

1 theelepel komijn

Meng met zout en peper.

Voorbereiding:

1. Bruine gemalen kalkoen in een koekenpan. Giet overtollig vet af en doe het in de Crockpot.

2. Voeg gehakte tomaten, bruine bonen, ui, paprika, knoflook, chilipoeder, komijn, zout en peper toe aan de Crockpot.

3. Kook op laag gedurende 4-6 uur of op hoog gedurende 2-3 uur tot de smaken zich vermengen.

Varkensvlees en Appelstoofpot

Ingrediënten:

1,5 pond varkensschouder (in blokjes gesneden)

2 appels (geschild, klokhuis verwijderd en gesneden)

2 wortels (gehakt)

1 ui (in blokjes gesneden)

2 teentjes knoflook (gehakt)

4 kopjes natriumarme kippenbouillon

1 theelepel gedroogde salie

Meng met zout en peper.

Voorbereiding:

1. Doe de varkensschouder, appels, wortels, ui, knoflook, kippenbouillon, salie, zout en peper in de Crockpot.

2. Kook op laag gedurende 6-8 uur of op hoog gedurende 3-4 uur tot het varkensvlees gaar is.

3. Pas indien nodig de smaak aan voordat u het serveert.

Voedingswaarde (per portie):

- Calorieën: 280-320
- Eiwit: 20-25 g
- Vezels: 4-6 g

Eiwitrijke recepten.

Gevulde paprika's met quinoa en zwarte bonen

Ingrediënten:

4 grote paprika's (elke kleur)

1 kopje quinoa (gespoeld)

gespoeld en uitgelekt één blik (15 oz) zwarte
bonen

1 blik (14 oz) gehakte tomaten

1 ui (in blokjes gesneden)

2 teentjes knoflook (gehakt)

1 theelepel komijn

1 theelepel chilipoeder

Meng met zout en peper.

1 kopje geraspte kaas (optioneel, voor
topping)

Voorbereiding:

1. Snijd de kapjes van de paprika's en
   verwijder de zaden en de zaadlijsten.

2. Meng in een kom quinoa, zwarte bonen, gehakte tomaten, ui, knoflook, komijn, chilipoeder, zout en peper.

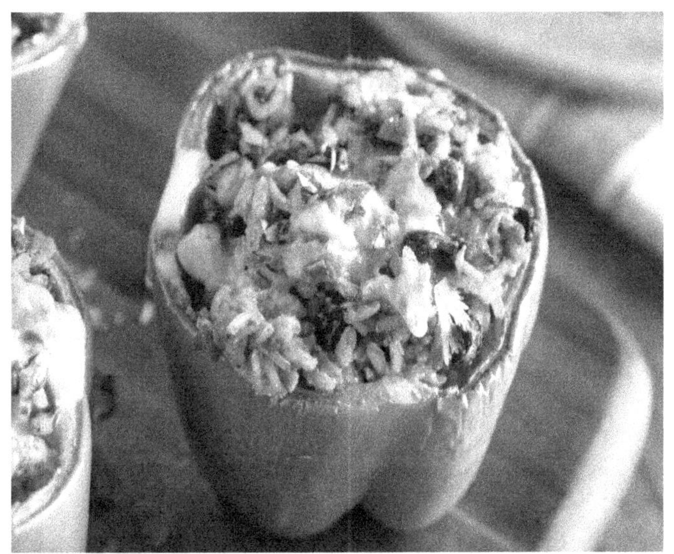

3. Vul elke paprika met het quinoabonenmengsel en doe ze in de Crockpot.

4. Kook op laag vuur gedurende 4-6 uur of op hoog vuur gedurende 2-3 uur tot de paprika's gaar zijn.

5. Eventueel kun je er voor het serveren geraspte kaas overheen doen.

Voedingswaarde (per portie):

- Calorieën: 300-350
- Eiwit: 12-15 g
- Vezels: 8-10 g

Citroen Knoflook Kip

Ingrediënten:

4 kipfilets zonder bot en zonder vel

Sap van 2 citroenen

Schil van 1 citroen

4 teentjes knoflook (gehakt)

1/4 kop olijfolie

1 theelepel gedroogde oregano

Meng met zout en peper.

1/2 kopje kippenbouillon

Voorbereiding:

1. Voeg in een kom citroensap, citroenschil, gehakte knoflook, olijfolie, gedroogde oregano, zout en peper toe.
2. Leg de kipfilets in de Crockpot en giet de citroen-knoflooksaus erover.
3. Voeg kippenbouillon toe aan de Crockpot.
4. Kook op laag vuur gedurende 6-7 uur of op hoog vuur gedurende 3-4 uur tot de kip gaar en gaar is.
5. Serveer de kip met de saus uit de Crockpot.

Voedingswaarde (per portie):

- Calorieën: 250-300
- Eiwit: 25-30 g

- Vezels: 0 g

Roerbaktofu en groenten

Ingrediënten:

1 blok (14 oz) extra stevige tofu (geperst en in blokjes gesneden)

2 kopjes broccoliroosjes

1 paprika (gesneden)

1 kopje gesneden champignons

1 ui (gesneden)

1/4 kop natriumarme sojasaus

2 eetlepels rijstazijn

2 teentjes knoflook (gehakt)

1 eetlepel geraspte gember

2 eetlepels honing of ahornsiroop

2 eetlepels maizena

Gekookte rijst of quinoa (voor serveren)

Voorbereiding:

1. Doe de tofu, broccoli, paprika, champignons en ui in de Crockpot.

2. Meng in een kom sojasaus, rijstazijn, gehakte knoflook, geraspte gember, honing/ahornsiroop en maizena. Giet de ingrediënten in de Crockpot en roer om te verwerken.

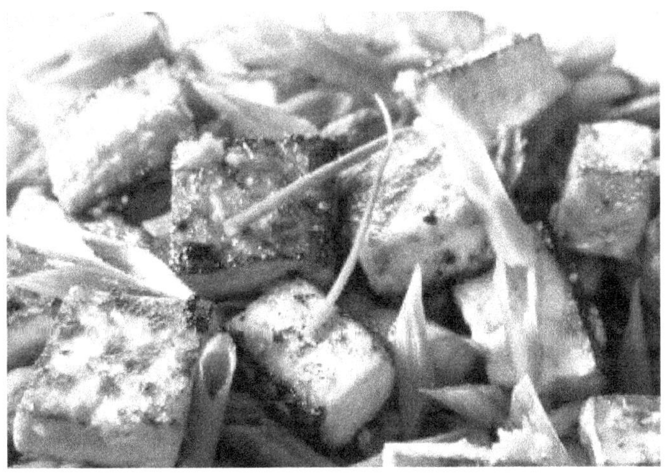

3. Laat 2-3 uur op laag vuur koken tot de groenten gaar zijn en de saus iets is ingedikt.

4. Serveer met gekookte rijst of quinoa.

Voedingswaarde (per portie):

- Calorieën: 280-320
- Eiwit: 20-25 g
- Vezels: 5-7 g

Zalm Met Dillesaus

Ingrediënten:

4 zalmfilets

1/4 kop gehakte verse dille

Sap van 1 citroen

2 eetlepels olijfolie

2 teentjes knoflook (gehakt)

Meng met zout en peper.

1/2 kop gewone Griekse yoghurt

Voorbereiding:

1. Voeg in een kom gehakte dille, citroensap, olijfolie, gehakte knoflook, zout, peper en Griekse yoghurt toe.

2. Leg de zalmfilets in de Crockpot en strooi de dillesaus erover.

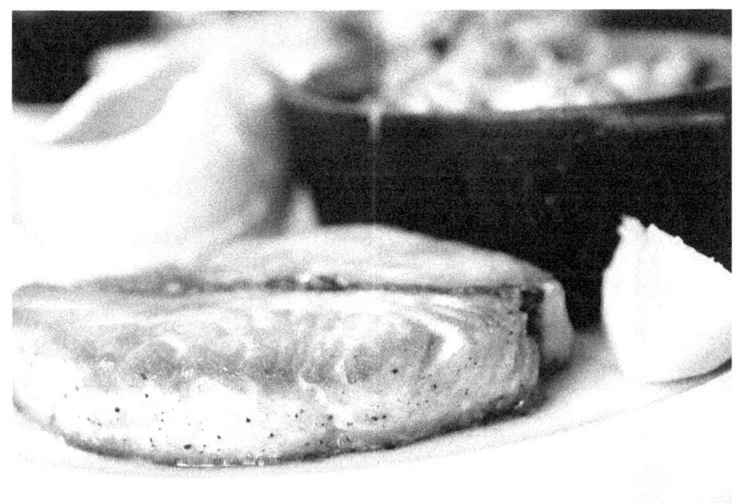

3. Kook op laag vuur gedurende 1-2 uur tot de zalm gaar is en gemakkelijk uit elkaar valt met een vork.

4. Serveer de vis met extra dillesaus uit de Crockpot.

Voedingswaarde (per portie):

- Calorieën: 250-300

- Eiwit: 25-30 g

- Vezels: 0 g

Rundvlees- en Linzensoep

Ingrediënten:

Een pond rundvleesstoofvlees (in blokjes gesneden)

1 kopje gedroogde groene linzen (gespoeld)

2 wortels (gehakt)

2 stengels bleekselderij (gehakt)

1 ui (in blokjes gesneden)

2 teentjes knoflook (gehakt)

vier kopjes runderbouillon

tijm, droog, 1 theelepel

Meng met zout en peper.

Voorbereiding:

1. Doe het runderstoofvlees, gedroogde groene linzen, wortels, selderij, ui, knoflook, runderbouillon, gedroogde tijm, zout en peper in de Crockpot.

2. Kook op laag vuur gedurende 6-8 uur of op hoog vuur gedurende 3-4 uur tot het vlees gaar is en de linzen gaar zijn.

3. Pas indien nodig de smaak aan voordat u het serveert.

Voedingswaarde (per portie):

- Calorieën: 280-320
- Eiwit: 25-30 g
- Vezels: 8-10 g

Garnalen en Groentencurry

Ingrediënten:

1 pond garnalen (gepeld en ontdaan)

2 kopjes gehakte gemengde groenten (paprika, courgette, peultjes)

1 blikje kokosmelk

1 ui (in blokjes gesneden)

2 teentjes knoflook (gehakt)

2 theelepels kerriepoeder

Meng met zout en peper.

Gekookte rijst (voor serveren)

Voorbereiding:

1. Doe de garnalen, gemengde groenten, kokosmelk, gesnipperde ui, gehakte knoflook, kerriepoeder, zout en peper in de Crockpot.

2. Kook op laag vuur gedurende 1-2 uur tot de garnalen roze zijn en de groenten zacht zijn.

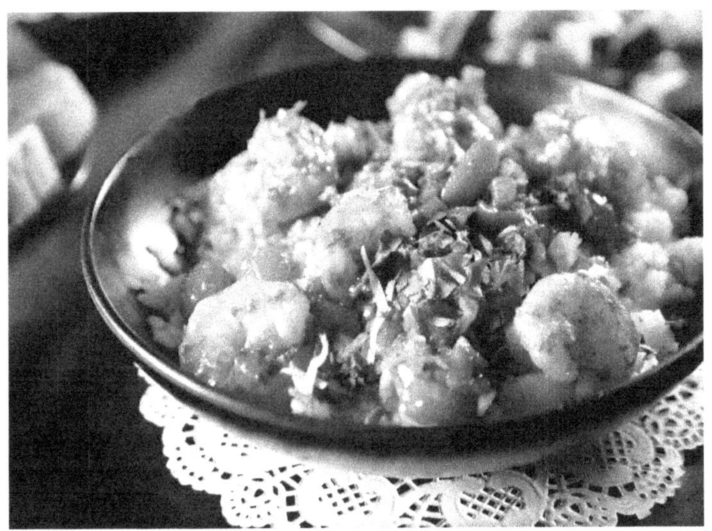

3. Serveer met gekookte rijst.

Voedingswaarde (per portie):

- Calorieën: 280-320
- Eiwit: 20-25 g
- Vezels: 5-7 g

Kalkoen en Zoete Aardappel Chili

Ingrediënten:

1 pond kalkoen

2 zoete aardappelen (geschild en in blokjes)

gespoeld en uitgelekt één blik (15 oz) zwarte

bonen

1 blik (14 oz) gehakte tomaten

1 ui (in blokjes gesneden)

2 teentjes knoflook (gehakt)

2 theelepels chilipoeder

1 theelepel komijn

Meng met zout en peper.

Voorbereiding:

1. Bruine gemalen kalkoen in een koekenpan. Giet overtollig vet af en doe het in de Crockpot.

2. Voeg gehakte zoete aardappelen, zwarte bonen, in blokjes gesneden

tomaten, in blokjes gesneden ui, gehakte knoflook, chilipoeder, komijn, zout en peper toe aan de Crockpot.

3. Kook op laag vuur gedurende 4-6 uur of op hoog vuur gedurende 2-3 uur tot de zoete aardappelen zacht zijn en de smaken zich vermengen.

Evenwicht Hoofdgerecht:

Aziatisch rundvlees met broccoli

Ingrediënten:

1,5 pond runderlende (in reepjes gesneden)

2 kopjes broccoliroosjes

1 ui (gesneden)

Eén paprika (in plakjes gesneden)

1/4 kop natriumarme sojasaus

2 eetlepels honing of bruine suiker

2 teentjes knoflook (gehakt)

1 theelepel geraspte gember

1 eetlepel maizena

Gekookte rijst (voor serveren)

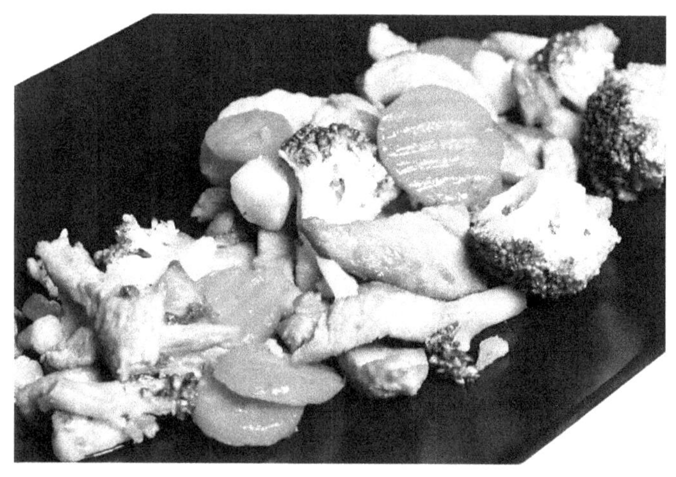

Voorbereiding:

1. Doe de rundvleesreepjes, broccoliroosjes, gesnipperde ui en paprika in de Crockpot.

2. Meng in een kom de sojasaus, honing/bruine suiker, gehakte knoflook, geraspte gember en

maizena. Giet de ingrediënten in de Crockpot en draai om te coaten.

3. Kook op laag vuur gedurende 2-3 uur tot het rundvlees gaar is en de broccoli gaar is.

4. Serveer met gekookte rijst.

Voedingswaarde (per portie):

- Calorieën: 300-350
- Eiwit: 25-30 g
- Vezels: 3-5 g

Citroen Knoflook Garnalen Pasta

Ingrediënten:

Een pond garnalen (gepeld en ontdaan)

8 oz pasta (linguine of spaghetti)

1/4 kopje boter

Sap en schil van 2 citroenen

4 teentjes knoflook (gehakt)

1/2 kop geraspte Parmezaanse kaas

Verse peterselie (ter garnering)

Zout en peper naar smaak

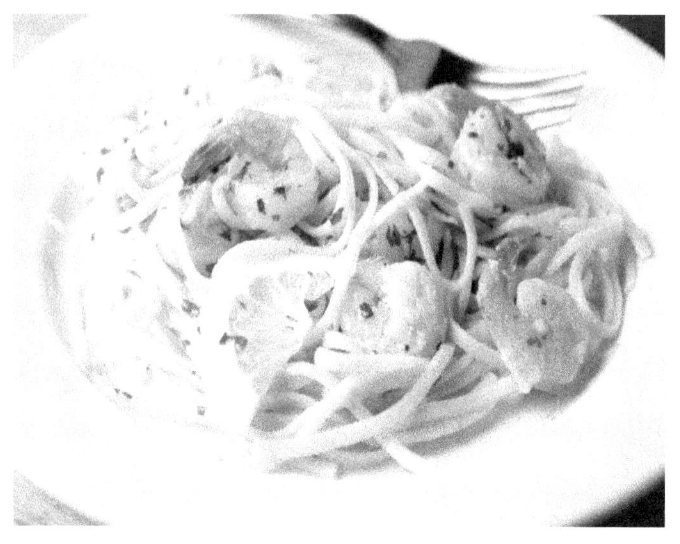

Voorbereiding:

1. Kook de pasta volgens de instructies op de verpakking en laat uitlekken.

2. Doe de garnalen, gekookte pasta, boter, citroensap, citroenschil, gehakte knoflook, Parmezaanse kaas, zout en peper in de Crockpot.

3. Gooi alles samen om te mengen.

4. Kook op laag vuur gedurende 1-2 uur
    tot de garnalen roze en gaar zijn.

5. Garneer vooraf met verse peterselie

Voedingswaarde (per portie):

- Calorieën: 300-350

- Eiwit: 20-25 g

- Vezels: 2-4 g

Groentencurry met kikkererwten

Ingrediënten:

Twee blikjes (elk 15 oz) kikkererwten
(uitgelekt en gewassen)

2 kopjes bloemkoolroosjes

2 wortels (gesneden)

1 ui (in blokjes gesneden)

1 blikje kokosmelk

2 theelepels kerriepoeder

2 teentjes knoflook (gehakt)

1 theelepel geraspte gember

Zout en peper naar smaak

Gekookte rijst (voor gerecht)

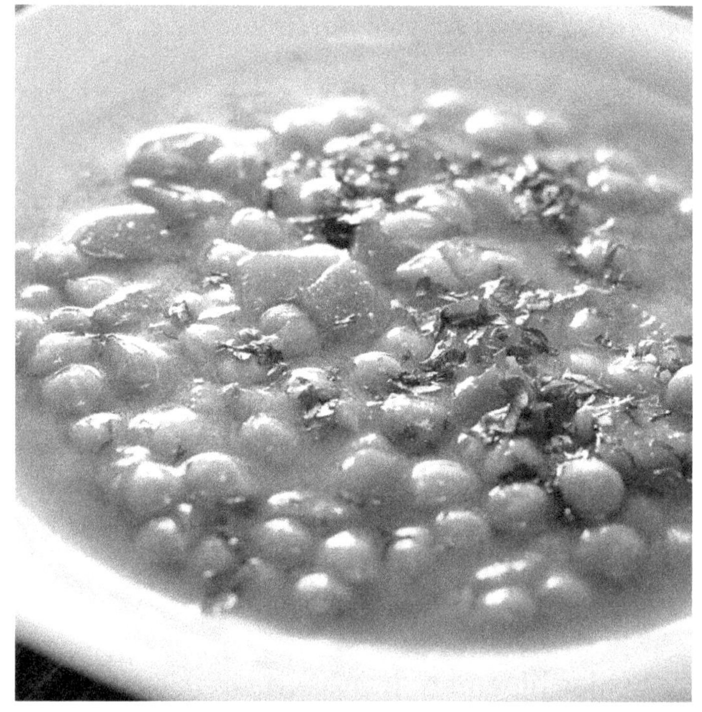

Voorbereiding:

1. Doe de kikkererwten, bloemkoolroosjes, gesneden wortelen,

gesnipperde ui, kokosmelk, kerriepoeder, gehakte knoflook, geraspte gember, zout en peper in de Crockpot.

2. Roer om alle ingrediënten te combineren.

3. Kook op laag vuur gedurende 4-5 uur tot de groenten zacht zijn.

4. Serveer met gekookte rijst.

Voedingswaarde (per portie):

- Calorieën: 280-320
- Eiwit: 8-10 g
- Vezels: 8-10 g

Kalkoen en Groenten Gehaktballetjes

Ingrediënten:

Een pond gemalen kalkoen

1 kopje broodkruimels

1/2 kop geraspte Parmezaanse kaas

1 ei

1 courgette (geraspt)

1 wortel (geraspt)

1 ui (fijn gesneden)

Twee teentjes knoflook (gehakt)

Eén blik (14 oz) geplette tomaten

1 theelepel gedroogde basilicum

Zout en peper naar smaak

Voorbereiding:

1. Meng in een kom gemalen kalkoen, paneermeel, Parmezaanse kaas, ei, geraspte courgette, geraspte wortel, gesnipperde ui, gehakte knoflook, zout en peper. Vorm er gehaktballetjes van.

2. Doe de gehaktballetjes in de Crockpot.

3. Meng in een aparte kom de gebroken tomaten, gedroogde basilicum, zout en peper. Doe de gehaktballetjes in de Crockpot.

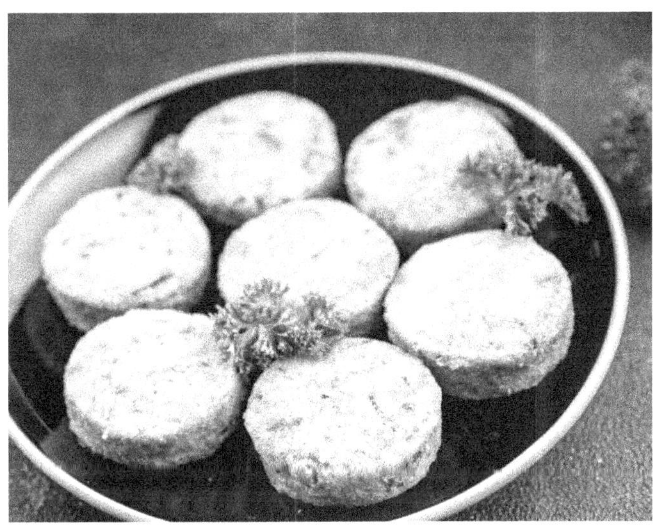

4. Kook op laag vuur gedurende 4-5 uur tot de gehaktballetjes gaar zijn.

5. Serveer met pasta of groenten naar keuze.

Voedingswaarde (per portie):

- Calorieën: 250-300
- Eiwit: 20-25 g
- Vezels: 4-6 g

Roerbak tofu en groenteteriyaki

Ingrediënten:

Eén blok (14 oz) extra stevige tofu (geperst en in blokjes)

Twee kopjes gemengde groenten (paprika, broccoli, erwten)

1/4 kop natriumarme sojasaus

2 eetlepels honing of ahornsiroop

1 eetlepel rijstazijn

2 teentjes knoflook (gehakt)

1 theelepel geraspte gember

2 theelepels maizena

Gekookte bruine rijst (voor serveren)

Voorbereiding:

1. Doe de tofublokjes en gemengde groenten in de Crockpot.

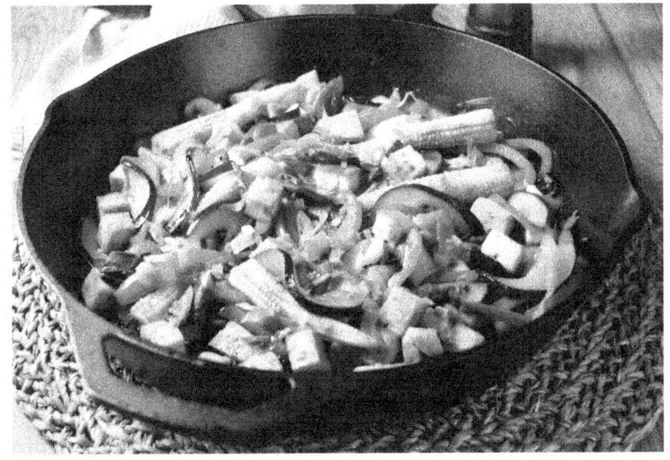

2. Meng in een kom de sojasaus, honing/ahornsiroop, rijstazijn, gehakte knoflook, geraspte gember en maizena. Giet de tofu en groenten erover.

3. Laat 2-3 uur op laag vuur koken tot de groenten gaar zijn en de saus is ingedikt.

4. Serveer met gekookte bruine rijst.

Voedingswaarde (per portie):

- Calorieën: 280-320
- Eiwit: 15-18 g
- Vezels: 5-7 g

Hoofdstuk 6: Bijgerechten en begeleiding

Voedingsrijke bijgerechten:

Knoflook Parmezaan Gepureerde Bloemkool

Ingrediënten:

1 bloemkool (in roosjes gesneden)

2 teentjes knoflook (gehakt)

1/4 kop geraspte Parmezaanse kaas

2 eetlepels boter

Zout en peper naar smaak

Gehakte verse peterselie (voor garnering)

Voorbereiding:

1. Doe de bloemkoolroosjes en de gehakte knoflook in de Crockpot.

2. Kook op laag vuur gedurende 3-4 uur of op hoog vuur gedurende 1-2 uur tot de bloemkool zacht is.

3. Pureer de bloemkool met een aardappelstamper of mix met een staafmixer.

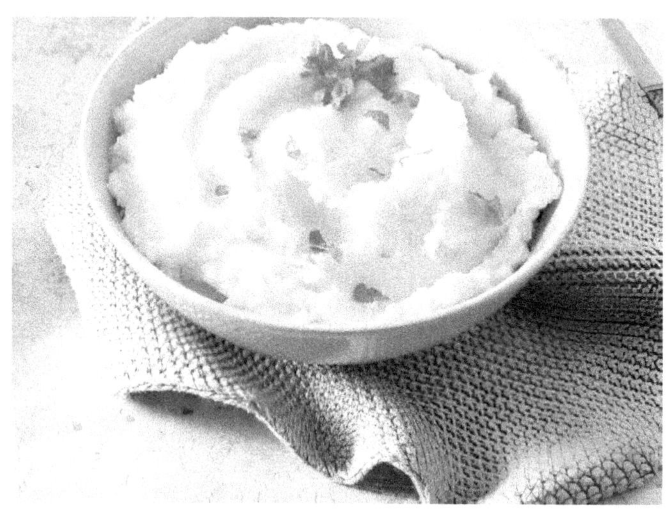

4. Roer de geraspte Parmezaanse kaas, boter, zout en peper erdoor.

5. Versier voor het serveren met gehakte verse peterselie.

Voedingswaarde (per portie):

- Calorieën: 100-120
- Eiwit: 5-7 g
- Vezels: 4-6 g

Citroenkruid Quinoa

Ingrediënten:

1 kopje quinoa (gespoeld)

2 kopjes vegetarische bouillon Schil en sap van 1 citroen

2 eetlepels gehakte verse kruiden (zoals peterselie, tijm of basilicum)

Zout en peper naar smaak

Voorbereiding:

1. Combineer quinoa, groentebouillon, citroenschil, citroensap, gehakte verse kruiden, zout en peper in de Crockpot.

2. Kook op laag vuur gedurende 2-3 uur
   of tot de quinoa gaar is en de vloeistof
   is opgenomen.

3. Roer de quinoa los met een vork
   voordat je hem serveert.

Voedingswaarde (per portie):

- Calorieën: 180-220

- Eiwit: 6-8 g

- Vezels: 4-6 g

Balsamico geglazuurde spruitjes

Ingrediënten:

1 pond spruitjes (getrimd en gehalveerd)

1/4 kopje balsamicoazijn

2 eetlepels olijfolie

2 eetlepels honing of ahornsiroop

Zout en peper naar smaak

Voorbereiding:

1. Doe de spruitjes in de Crockpot.

2. Meng balsamicoazijn, olijfolie, honing/ahornsiroop, zout en peper in een kom. Giet over de spruitjes.

3. Kook op laag vuur gedurende 2-3 uur of tot de spruitjes zacht en geglazuurd zijn.

Voedingswaarde (per portie):

- Calorieën: 100-120
- Eiwit: 4-6 g
- Vezels: 4-6 g

Kaneel Esdoorn Geglazuurde Wortelen

Ingrediënten:

1 pond wortels (geschild en in plakjes gesneden)

1/4 kopje ahornsiroop

2 eetlepels boter

1 theelepel gemalen kaneel

Zout naar smaak

Voorbereiding:

1. Doe de gesneden wortels in de Crockpot.
2. Meng ahornsiroop, boter, gemalen kaneel en een vleugje zout in een kom. Giet over de wortels.
3. Kook op laag vuur gedurende 3-4 uur of tot de wortels zacht en glazig zijn.

Voedingswaarde (per portie):

- Calorieën: 100-120
- Eiwit: 1-2 g

- Vezels: 4-6 g

Met kruiden geroosterde aardappelen

Ingrediënten:

2 pond krieltjes (gehalveerd)

2 eetlepels olijfolie

2 eetlepels gedroogde kruiden (zoals rozemarijn, tijm of peterselie)

2 teentjes knoflook (gehakt)

Zout en peper naar smaak

Voorbereiding:

1. Doe de gehalveerde jonge aardappelen in de Crockpot.

2. Meng in een gerecht olijfolie, gedroogde kruiden, gehakte knoflook,

zout en peper. Meng met de aardappelen.

3. Kook op laag vuur gedurende 4-5 uur of tot de aardappelen gaar en lichtbruin zijn.

Voedingswaarde (per portie):

- Calorieën: 150-180
- Eiwit: 2-3 g
- Vezels: 2-4 g

Makkelijk te maken begeleidingen:

Huisgemaakte Appelmoes

Ingrediënten:

6 appels (geschild, klokhuis verwijderd en gesneden)

1/4 kopje water

2 eetlepels honing of bruine suiker

1 theelepel gemalen kaneel

1/4 theelepel gemalen nootmuskaat

Voorbereiding:

1. Doe de gehakte appels, water, honing/bruine suiker, kaneel en nootmuskaat in de Crockpot.
2. Kook op laag gedurende 4-6 uur of op hoog gedurende 2-3 uur tot de appels gaar zijn.
3. Pureer of mix de gekookte appels tot de gewenste consistentie.

Voedingswaarde (per portie):

- Calorieën: 80-100
- Eiwit: 0 g
- Vezels: 4-6 g

Cranberry-sinaasappelsaus

Ingrediënten:

12 ons veenbessen (vers of bevroren)

1/2 kopje sinaasappelsap

1/2 kopje honing of ahornsiroop

Schil van 1 sinaasappel

Voorbereiding:

1. Combineer veenbessen, sinaasappelsap, honing/ahornsiroop en sinaasappelschil in de Crockpot.

2. Kook op laag vuur gedurende 2-3 uur of tot de veenbessen barsten en de saus dikker wordt.

Voedingswaarde (per portie):

- Calorieën: 60-80
- Eiwit: 0 g
- Vezels: 4-6 g

Ingrediënten:

1 pond verse sperziebonen (getrimd)

2 teentjes knoflook (gehakt)

2 eetlepels olijfolie

Zout en peper naar smaak

Voorbereiding:

1. Doe de sperziebonen, gehakte knoflook, olijfolie, zout en peper in de Crockpot.

2. Kook op laag vuur gedurende 2-3 uur of tot de sperziebonen zacht en knapperig zijn.

Voedingswaarde (per portie):

- Calorieën: 80-100
- Eiwit: 2-3 g
- Vezels: 4-6 g

Gekruide Quinoa Pilaf

Ingrediënten:

1 kopje quinoa (gespoeld)

2 kopjes groentebouillon

Twee eetlepels gehakte verse kruiden (zoals peterselie, basilicum of koriander)

1 eetlepel olijfolie

Zout en peper naar smaak

Voorbereiding:

1. Combineer quinoa, groentebouillon, gehakte verse kruiden, olijfolie, zout en peper in de Crockpot.

2. Kook op laag vuur gedurende 2-3 uur of tot de quinoa gaar is en de vloeistof is opgenomen.

Voedingswaarde (per portie):

- Calorieën: 180-220
- Eiwit: 6-8 g
- Vezels: 4-6 g

Kaneel-honingperen

Ingrediënten:

4 rijpe peren (geschild, klokhuis verwijderd en gesneden)

1/4 kopje honing

1 theelepel gemalen kaneel

1/4 kopje water

Voorbereiding:

1. Doe de gesneden peren, honing, gemalen kaneel en water in de Crockpot.

2. Kook op laag vuur gedurende ongeveer 2-3 uur of tot de peren zacht en geurig zijn.

Tussendoortjes:

Kaneel Amandelen

Ingrediënten:

2 kopjes hele amandelen

1/4 kopje honing of ahornsiroop

1 theelepel gemalen kaneel

1/4 theelepel zout

Voorbereiding:

1. Meng in een kom de amandelen, honing/ahornsiroop, gemalen kaneel en zout tot de amandelen gelijkmatig bedekt zijn.

2. Doe het amandelmengsel in de Crockpot.

3. Kook op laag vuur gedurende 1-2 uur, onder regelmatig roeren, tot de amandelen knapperig en geurig zijn.

4. Verdeel de amandelen over een met bakpapier beklede bakplaat en laat ze volledig afkoelen voordat je ze serveert.

Voedingswaarde (per portie - 1/4 kop):

- Calorieën: 200-220
- Eiwit: 5-6 g
- Vezels: 3-4 g

Langzaam gekookte trailmix

Ingrediënten:

1 kopje rauwe cashewnoten

1 kopje rauwe amandelen

1 kop rauwe walnoten

1 kopje pompoenpitten (pepitas)

1 kopje ongezoete gedroogde veenbessen

1 eetlepel ahornsiroop

1 theelepel gemalen kaneel

1/4 theelepel zout

Voorbereiding:

1. Voeg in de Crockpot cashewnoten, amandelen, walnoten, pompoenpitten, gedroogde veenbessen, ahornsiroop, gemalen kaneel en zout toe.

2. Kook op laag vuur gedurende 1-2 uur, onder regelmatig roeren, tot de noten geroosterd en geurig zijn.

3. Laat het trailmengsel volledig afkoelen voordat u het in een luchtdichte verpakking bewaart.

Voedingswaarde (per portie - 1/4 kop):

- Calorieën: 180-200

- Eiwit: 5-6 g

- Vezels: 3-4 g

Cranberry-sinaasappelquinoarepen

Ingrediënten:

Twee kopjes gekookte quinoa

Half kopje gedroogde veenbessen

Schil van 1 sinaasappel

1/4 kopje honing of ahornsiroop

1/4 kopje amandelboter of pindakaas

1/4 theelepel gemalen kaneel

Snufje zout

Voorbereiding:

1. Meng in een kom gekookte quinoa, gedroogde veenbessen,

sinaasappelschil, honing/ahornsiroop, amandel-/pindakaas, gemalen kaneel en zout.

2. Druk het mengsel stevig in een beklede Crockpot.

3. Kook op laag vuur gedurende 1-2 uur tot het mengsel bezinkt.

4. Laat het volledig afkoelen voordat je het in repen snijdt.

Voedingswaarde (per reep):

- Calorieën: 120-140
- Eiwit: 3-4 g
- Vezels: 2-3 g

Tropische fruitcompote

Ingrediënten:

2 kopjes gemengd tropisch fruit (zoals stukjes ananas, plakjes mango, stukjes papaja)

1/4 kopje sinaasappelsap

2 eetlepels honing of agavesiroop

1 theelepel vanille-extract

1/2 theelepel gemalen gember

Voorbereiding:

1. Combineer gemengd tropisch fruit, sinaasappelsap, honing/agavesiroop, vanille-extract en gemalen gember in de Crockpot.

2. Kook op laag vuur gedurende 1-2 uur tot de vruchten zacht zijn en de smaken zich vermengen.

3. Laat de fruitcompote iets afkoelen voordat u deze serveert.

Calorieën: 80-100

Eiwit: 1-2 g

Vezels: 2-3 g

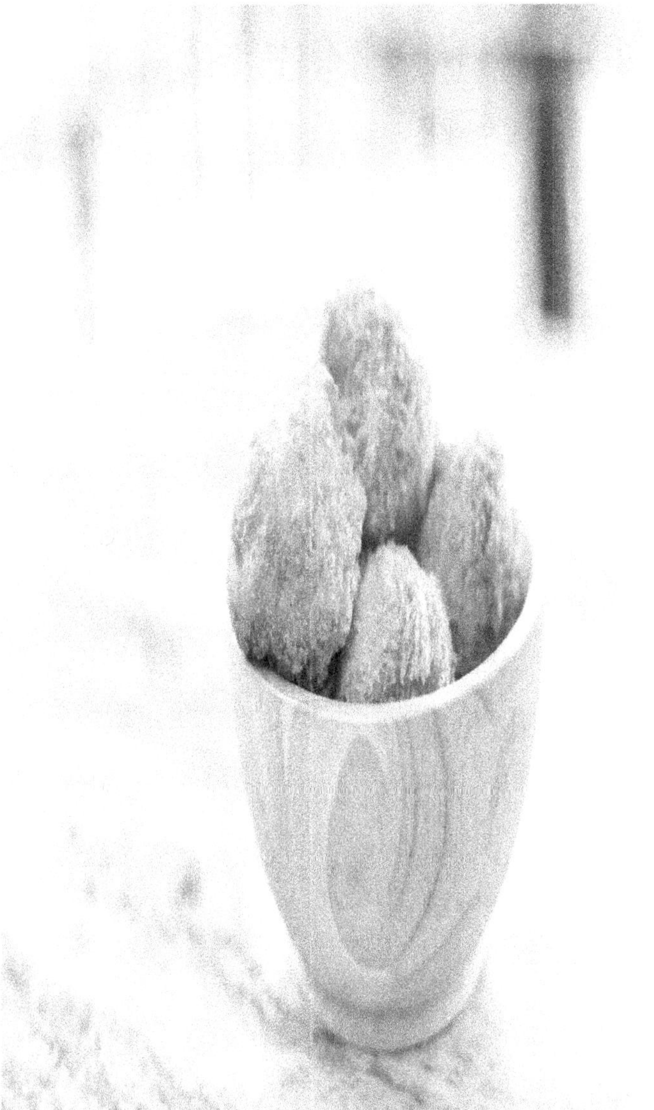

Conclusie

Bij de productie van dit Crockpot-kookboek voor senioren was het doel om meer te bieden dan alleen recepten: het was bedoeld om ouderen vaardigheden te geven voor een beter leven. Op deze pagina's zult u dat wel doenontdekken de magie van langzaam koken, waardoor de maaltijdbereiding wordt vereenvoudigd en de nadruk wordt gelegd op uitgebalanceerde voeding.

Van voedingsrijke bijgerechten tot gezellige soepen, snelle eenpansmaaltijden en smakelijke snacks: dit kookboek heeft de prachtige veelzijdigheid van de Crockpot laten zien. Door de nadruk te leggen op essentiële ingrediënten, voedingsvoordelen en kookmethoden, was het doel senioren toegankelijke, plezierige en gezondheidsbewuste maaltijdopties te bieden.

Naast de gerechten is deze gids bedoeld om het vertrouwen in de keuken te ontwikkelen, door advies te geven over basisgereedschap, veilige kookmethoden en productkeuze. De noodzaak van evenwichtig eten en het kennen van de voedingsbehoeften van ouderen werd onderstreept, waarbij de rol van voedsel als medicijn werd benadrukt.

Uiteindelijk is dit kookboek een viering van briljante smaken, gezonde ingrediënten en het genot van het delen van voedzame maaltijden met dierbaren. Het is een monument voor het concept dat leeftijd geen barrière is om van goede, gezonde en plezierige maaltijden te genieten. Mogen deze recepten culinaire avonturen inspireren, het welzijn bevorderen en momenten van warmte en vreugde bieden aan elke keuken.